国医大师刘柏龄简介

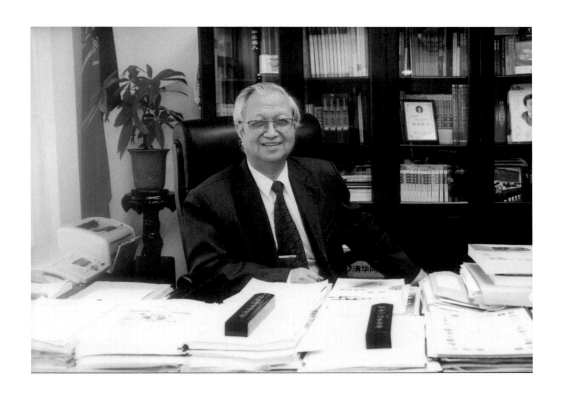

刘柏龄，出生于中医世家，国医大师，吉林省终身教授，硕士、博士研究生导师，全国第一批至第五批名老中医药专家学术经验继承工作指导老师；全国名老中医药专家传承工作室、中医流派工作室——"天池伤科流派"主要创建、传承人。

现兼任世界中医骨科联合会主席，受聘为中国中医科学院客座研究员。首届世界手法医学与传统疗法资深大师，"20世纪中国接骨学最高成就奖"及"华佗金像奖"和"吉林英才"奖章获得者，中华中医药学会授予"国医楷模"称号及"首届中医药传承特别贡献奖"和"成就奖"，国家中医药管理局授予"全国继承工作优秀指导老师"荣誉称号。

刘柏龄崇尚"肾主骨"理论，提出"治肾亦即治骨"的学术思想，成为当代的"补肾学派"代表。刘老从医60余年，获长春科技发明一等奖1项，国家中医药管理局科技进步奖三等奖1项，吉林省科技进步奖一等奖1项、二等奖1项、三等奖3项，吉林省高等院校教育技术成果二等奖1项。

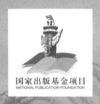

国家出版基金项目
NATIONAL PUBLICATION FOUNDATION

"十二五"国家重点图书出版规划项目

国医大师临床研究

中华中医药学会 组织编写

天池伤科医学丛书

刘柏龄 骨科学术思想传承

赵文海 冷向阳 总主编

弓国华 李振华 赵长伟 主编

科学出版社
北京

内 容 简 介

本书是"十二五"国家重点图书出版规划项目《国医大师临床研究·天池伤科医学丛书》分册之一，获得国家出版基金资助。本书通过介绍刘柏龄艰辛的研学历程，对他学术思想的形成过程作出了较为详细的介绍。刘老自幼秉承其家族"从血论治"的诊治思想，强调伤病以"活血化瘀为先"，在"从血论治"的学术思想基础上，他融于实践，逐步确立了"治肾亦即治骨"的学术思想，成为国内"肾主骨"立论之大家。通过不断地交流，不断地发展，其学术思想已在全国各地遍地开花。本书对刘柏龄的学习之路作了各方面的介绍，不仅授了医"术"，更授了医"道"。医海茫茫，多使人迷茫，希望有心之人能从中获益，不仅通过本书认识了刘老的学术思想，更能通过本书找到适合自己的医学之路，成为真正的"明医"。

本书适合中医骨伤医生、中医院校学生及广大中医爱好者学习、使用。

图书在版编目（CIP）数据

刘柏龄骨科学术思想传承 / 弓国华，李振华，赵长伟主编 . —北京：科学出版社，2015.12

（国医大师临床研究·天池伤科医学丛书）

国家出版基金项目"十二五"国家重点图书出版规划项目

ISBN 978-7-03-046538-2

Ⅰ . ①刘… Ⅱ . ①弓…②李…③赵… Ⅲ . ①中医伤科学–临床医学–经验 Ⅳ . ①R274

中国版本图书馆 CIP 数据核字（2015）第 285286 号

责任编辑：王 鑫 郭海燕／责任校对：邹慧卿
责任印制：赵 博／封面设计：黄华斌 陈 敬

科 学 出 版 社 出版
北京东黄城根北街 16 号
邮政编码：100717
http://www.sciencep.com

北京建宏印刷有限公司 印刷
科学出版社发行 各地新华书店经销
*
2016 年 1 月第 一 版 开本：787×1092 1/16
2024 年 4 月第三次印刷 印张：11 1/4 插页：1
字数：275 000

定价：58.00 元
（如有印装质量问题，我社负责调换）

《国医大师临床研究》丛书编辑委员会

《天池伤科医学丛书》编委会

主　　审　刘柏龄

总　主　编　赵文海　冷向阳

副总主编　闻　辉　赵长伟　李振华　刘钟华

　　　　　刘　茜　黄丹奇

编　　委　(以下按姓氏笔画排序)

　　　　　于　栋　弓国华　王旭凯　尹宏兵

　　　　　闫秀宝　李成刚　李建安　李绍军

　　　　　崔镇海　谭　贺　潘贵超

《刘柏龄骨科学术思想传承》编委会

主　　编　李振华　弓国华　赵长伟

副　主　编　李绍军　李建安　闫秀宝　刘　茜

编　　委　(以姓氏笔画为序)

　　　　　马连明　尹燕红　刘玉欢　孙铁锋

　　　　　李　腾　陈　蕾　周晓玲　胡文龙

　　　　　黄　拓

《国医大师临床研究》丛书序

2009年6月19日，人力资源和社会保障部、卫生部和国家中医药管理局在京联合举办了首届"国医大师"表彰暨座谈会。30位从事中医临床工作（包括民族医药）的老专家获得了"国医大师"荣誉称号。这是新中国成立以来，中国政府部门第一次在全国范围内评选国家级中医大师。国医大师是我国中医药事业发展宝贵的智力资源和知识财富，在中医药的继承创新中发挥着不可替代的重要作用。将他们的学术思想、临床经验、医德医风传承下来，并不断加以发展创新，发扬光大，是继承发展中医药学，培养造就高层次中医药人才，提升中医药软实力与核心竞争力的重要途径。

为了弘扬中华民族文化，广泛传播和充分利用中医药文化资源，满足中医药人才队伍建设的需要；进一步完善中医药传承制度，将国医大师的学术思想、经验、技能更好地发扬光大。科学出版社精心组织策划了"国医大师临床研究"丛书的选题项目，这个选题首先被新闻出版总署批准为"十二五"国家重点图书出版规划项目，后经科学出版社遴选后申报国家出版基金项目，并在2012年获得了基金的支持。这是国家重视中医药事业发展的重要体现，同时也为中医药学术传承提供良好契机。国家出版基金是国家重大常设基金，是继国家自然科学基金、国家社会科学基金之后的第三大基金，旨在资助"突出体现国家意志，着力打造传世精品"的重大出版工程，在"弘扬中华文化，建设中华民族共有精神家园"方面与中医药事业有着本质和天然的相通性。国家出版基金设立六年以来，对中医药事业给予了持续的关注和支持。

作为我国成立最早、规模最大的中医药学术团体，中华中医药学会长期以来为弘扬优秀民族医药文化、促进中医药科学技术的繁荣、发展、普及推广发挥了重要作用。本丛书编辑出版工作得到了中华中医药学会大力支持。国家卫生和计划生育委员会副主任、国家中医药管理局局长、中华中医药学会会长王国强亲自出任丛书主编。

作为中国最大的综合性科技出版机构，60年来科学出版社为中国科技优秀成果的传播发挥了重要作用。科学出版社为本丛书的策划立项、稿件组织、编辑出版倾注了大量心血，为丛书高水平出版起到重要保障作用。

本丛书同时还得到了各位国医大师及国医大师传承工作室和所在单位的大力支持，并得到各位中医药界院士的支持。在此，一并表示感谢！

本丛书从重要论著、临床经验等方面对国医大师临床经验发掘整理，涵盖了中医原创思维与个性诊疗经验两个方面。并专设《国医大师临床研究概览》分册，总括国医大师临床研究成果，从成才之路、治学方法、学术思想、技术经验、科研成果、学术传承等方面疏理国医大师临床经验和传承研究情况。这既是对国医大师临床研究成果的概览，又是研究国医大师临床经验的文献通鉴，具有永久的收藏和使用价值。

　　文以载道，以道育人。丛书将带您走进"国医大师"的学术殿堂，领略他们深邃的理论造诣，卓越的学术成就，精湛的临床经验；丛书愿带您开启中医药文化传承创新的智慧之门。

《国医大师临床研究》丛书编辑委员会

2013 年 5 月

《天池伤科医学丛书》总前言

中医骨伤科为中国中医药的重要组成部分，为一门实践性较强的学科。天池伤科流派是以雄伟、奇丽风光而闻名海内外的长白山天池命名，其地域蕴含着丰富中药材资源，造就了名医大家成才的必要条件。

天池伤科流派是北方地域，亦是满、汉族医药形成、发展的代表之一。国医大师刘柏龄教授是其标志性的传承人，其曾祖刘德玉老先生以仁善的医德、精湛的医术，于清代在现今的吉林省扶余县三岔河镇悬壶济世而远近闻名；刘德玉先生逝世后，刘德玉先生的次子刘秉衡子承父业；因当时战乱频争，创伤及战伤病人就诊者较多，刘秉衡专攻正骨科，其整骨手法、理伤方药闻名于扶余地区，乃至周近市县，救治了大量的骨伤病人。刘柏龄教授作为天池伤科流派第三代传承人，自幼随叔父刘秉衡先生学习医术、治伤手法，且成为当地小有名气的骨伤科医生，为深造学习，精益求精，于1955年考入吉林省中医进修学校，亦即现长春中医药大学的前身，成为吉林省第一批中医进修学员。经几十年从事骨伤科临床、教学及科研工作，刘柏龄承家学而集众长，其医术精湛，学术贡献卓著，终成一代大家，为我国中医骨伤学界的代表人物之一。

《国医大师临床研究·天池伤科医学丛书》，将天池伤科标志性传人刘柏龄理伤治骨的精华均融入其中，充分地体现了"辨病与辨证、手法与药物并重"。《刘柏龄骨科学术思想传承》、《刘柏龄脊柱病学》、《刘柏龄医案集》、《中医骨伤科学》等。囊括国医大师刘柏龄教授成长历程，天池伤科流派的发展历史，及标志性传承人在继承与发扬的过程中，不断创新与开拓。展现了"治肾亦即治骨"的学术思想，主张"肾主骨"，理论指导临床。充分说明了手法在骨伤科的重要性，并将天池伤科流派的特色展现得淋漓尽致。

本套丛书集中了天池伤科标志传人、国医大师刘柏龄教授及几代传人毕生所学和临床经验之精华，充分体现"识伤体现望、闻、问、切之理，施法囊括辨证施治之机"的特点。

本套丛书编写过程中，得到各位编委的大力支持与协助，我们深表感谢；由于作者较多，涉及内容广泛，编写难度较大，虽经努力收集整理，但难免仍有不足，挂一漏万，难达完美。恳请读者、同道多提出宝贵意见，批评指正。

赵文海

2015 年 12 月 15 日

目　　录

《国医大师临应研究》丛书序

《天池伤科医学丛书》总前言

第一章　刘柏龄学术思想 ……………… 1

　第一节　刘柏龄简介 …………………… 1

　第二节　刘柏龄学术思想 ……………… 5

　　一、治肾亦即治骨 ………………… 5

　　二、筋骨为重，不离气血 ………… 11

　　三、痰湿瘀兼顾，虚实分清 …… 12

　　四、折骨伤筋病，手法先行 …… 13

　　五、药物加减及对药的应用 …… 13

　第三节　刘柏龄学术思想为指导特色诊

　　　　　疗技术简介 ……………… 35

　　一、折骨伤筋病，手法先行 …… 35

　　二、调肾为主，重视阴阳 ……… 40

　　三、强调针刺在骨伤疾病中的

　　　　应用 ……………………… 41

第二章　刘老学术思想形成过程 ……… 43

　第一节　刘柏龄求学之路 …………… 43

　　一、秉承家学、立志学医 ……… 43

　　二、执业与再学习 ……………… 48

　　三、回校任教、培育中医人 …… 53

　　四、确立学术思想与科研发明

　　　　……………………………… 56

　　五、中医的神奇魅力 …………… 59

　　六、走出去，弘扬祖国医学

　　　　……………………………… 64

　　七、业绩丰斐，医史永驻 …… 66

　第二节　刘柏龄学术思想形成过程 … 68

　　一、传统文化熏陶 ……………… 68

　　二、折骨伤筋，手法先行 …… 70

　　三、自负与明悟 ………………… 72

　　四、"肾主骨"的萌芽 ………… 73

　　五、新生的理论——痰湿瘀兼顾

　　　　……………………………… 74

　　六、学术思想指导下的科研与发明

　　　　……………………………… 76

　　七、让中医走向世界 …………… 78

　　八、承前启后，思想融合 …… 79

　第三节　刘柏龄学术思想的临床应用

　　　　　…………………………… 80

　　一、以调肾为主，重视阴阳 …… 80

　　二、以筋骨为重，不离气血 …… 95

　　三、痰湿瘀兼顾，虚实分清 … 106

　　四、折骨伤筋病，手法先行 … 119

第三章　刘柏龄学术思想传承 ………… 132

　第一节　师承传承 …………………… 132

　　一、赵文海 …………………… 132

　　二、李成刚 …………………… 133

　　三、黄丹奇 …………………… 133

　　四、李绍军 …………………… 134

　　五、李振华 …………………… 134

　　六、刘钟华 …………………… 135

　　七、罗宗健 …………………… 135

　　八、刘鹏 ……………………… 135

　第二节　学习传承 …………………… 136

　　一、冷向阳 …………………… 136

　　二、李新建 …………………… 137

　　三、闻辉 ……………………… 137

　第三节　族系传承 …………………… 138

　　刘茜 ………………………… 138

第四节 交流传承 ……………… 139
一、马勇 ………………………… 139
二、弓国华 ……………………… 139
三、苏继承 ……………………… 140
四、熊时喜 ……………………… 140
附录一 常用药物 ……………… 142
第一节 解表类 ………………… 142
一、麻黄 ………………………… 142
二、桂枝 ………………………… 143
三、羌活 ………………………… 144
四、葛根 ………………………… 144
第二节 祛风湿类 ……………… 145
一、独活 ………………………… 145
二、桑枝 ………………………… 145
三、五加皮 ……………………… 146
四、威灵仙 ……………………… 147
五、豨莶草 ……………………… 147
六、伸筋草 ……………………… 148
七、桑寄生 ……………………… 148

第三节 活血祛瘀类 …………… 149
一、鸡血藤 ……………………… 149
二、牛膝 ………………………… 149
三、土鳖虫 ……………………… 150
四、泽兰 ………………………… 150
五、自然铜 ……………………… 151
第四节 平肝息风类 …………… 151
一、天麻 ………………………… 151
二、牡蛎 ………………………… 152
三、蜈蚣 ………………………… 152
第五节 补益类 ………………… 153
一、熟地黄 ……………………… 153
二、狗脊 ………………………… 154
三、续断 ………………………… 154
四、杜仲 ………………………… 155
五、骨碎补 ……………………… 155
六、山茱萸 ……………………… 156
附录二 常用方剂 ……………… 157

第一章 刘柏龄学术思想

第一节 刘柏龄简介

刘柏龄（1927～），男，吉林省扶余县人，第二届"国医大师"获得者，国家中医药管理局流派传承工作室天池伤科流派代表性传承人，我国中华中医药学会骨伤分会奠基人之一，我国著名中医骨伤科学家、"中医骨伤名师"，长春中医药大学附属医院（吉林省中医院）主任医师，终身教授、研究生导师，国家500名名老中医之一，全国第一、二、三、四、五批继承老中医药专家学术经验指导老师，受聘为美国国际中医药学院荣誉博士，中华中医药学会终身理事，中国中医科学院客座研究员，广东省中医院、广州中医药大学第二临床学院继承国家名老中医学术经验指导老师。广东省佛山市中医院骨伤科医学顾问、主任导师，河南省洛阳正骨医院继承国家名老中医学术经验指导老师。享受国务院政府特殊津贴（1992年），是"20世纪中国接骨学最高成就奖"及全国华佗金像奖和吉林英才奖章获得者。中华中医药学会授予"国医楷模"称号及"首届中医药传承特别贡献奖"和"成就奖"。国家中医药管理局授予全国老中医药专家学术经验继承工作"优秀指导老师"荣誉称号。

秉承家学 贵在创新

刘柏龄教授家学渊源。刘老秉承其家族"从血论治"的诊治思想，强调伤病以"活血化瘀为先"，亦即"瘀去、新生、骨合"，在"从血论治"的学术思想基础上，刘老深明经旨，融于实践，在《黄帝内经》——"肾主骨、生髓，髓充则能健骨"的"肾主骨"理论为指导，逐步确立了"治肾亦即治骨"的学术思想，成为国内"肾主骨"立论之大家。刘老将此理论在临床诊治中积极发挥，在骨性关节炎、股骨头无菌性坏死、脊柱退行性疾病等疾病的临床诊疗中，取得良好的疗效，并独创了"骨质增生丸、壮骨伸筋胶囊"等多种新药。

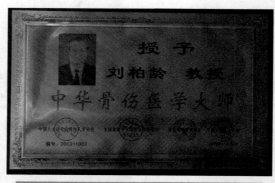

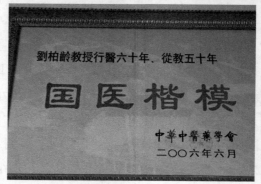

推重手法　荟萃众长

刘柏龄教授秉承家学而集众家所长。刘老在临证上强调局部与整体并重，内治与外治兼顾。尤其注重手法的应用与研究，他荟萃隋、唐以来骨伤手法之精华，结合家传手技，进行整理、研究、实践，自成体系。他把正骨手法归纳为拔伸、屈转、端挤、提按、分顶、牵抖、拿捏、按摩八法。具体地提出治骨与治筋两大类。他自创"二步十法"治疗腰椎间盘突出症、点刺"暴伤点"治疗急性腰肌扭伤、"一牵三扳法"治疗腰椎小关节紊乱症、"旋转牵拉松解法"治疗肩关节周围炎、"理筋八法"治疗慢性腰肌劳损，不仅独具一格，而且疗效卓著，其手法疗效卓著，每年均有大量国内外患者慕名就诊，多次被邀赴美国、德国、法国、日本及马来西亚等国家讲学，并为当地患者诊查治疗，极大地弘扬了传统医学的精髓。

治学严谨　桃李芳芬

刘柏龄教授从医治学重传承发扬。刘老热爱祖国传统医学，忠诚党的教育事业，投入于中医教学工作第一线，为培养中医药人材、发展中医药事业呕心沥血。1956年中医进修学校毕业后，刘老即留校任教，先后承担了《中国医学史》、《中医外科学》和《中医正骨学》的教学工作，成为一人独兼三个教研室负责同志的第一人。没有教材，他夜以继日地翻阅资料，编写讲义、讲稿，他治学严谨，备课一丝不苟，他讲课认真，态度稳健从不空谈。他贯彻"少而精"的教学原则，讲求实效，他讲课语言简练，条理清楚，逻辑性强，分析透彻，引文丝丝入扣，举例恰当，常能引人入胜，并能理论联系实际，常将自己丰富的临床经验融入教学之中，使学生能够学以致用，学有所得，颇受学生好评。

刘老先后为国家培养了三批高徒，国内研究生 13 名，国外研究生 10 名。目前经他培养的学生，包括国内外研究生，很多已成为现在中医药学术骨干、博士生导师以及卫生行政领导等，均成为我省中医药事业的栋梁之才，不断地将中医精髓发扬光大，使天池伤科影响力传扬于海内外。

著书立作 流芳百世

1967 年，根据新的教学精神，刘柏龄教授重编了《正骨学讲义》和《中医伤科学讲义》。1974 年参加编写全国统编教材《外伤科学》，1980 年参加编写全国统编教材《中医伤科学》。并于 1982 年再次参加第五版《中医伤科学》编写。第五版《中医伤科学》教材应用 10 余年，它不仅供本科学生用，甚至硕士研究生、博士研究生都在应用。直至 1996 年，在长春召开全国高等中医院校骨伤教育研究会会议期间，与会代表强烈要求重新编写一部符合现代科学进步、社会发展需求的新的《中医骨伤科学》教材。于是由学会主持，组织全国 18 所中医院校骨伤科教师组成编写组，分工协作。开始编写新版《中医骨伤科学》，刘老担任主编。该教材的特点是：在《中医伤科学》（第五版）教材基本内容基础上，增加了骨病和创伤急救，充实了基础知识与临床需要，使内容更全面，突出了中医特色，吸收现代医学精华，使内容更加新颖；体现了深厚的基础理论，注重了临床实践和培养学生的实际操作能力，使之更加实用。并力求系统完整，条理层次清晰，语言简练明了，图文并茂，以利现代教学的需要。全书60 多万字，插图 380 余幅，供五年制中医专业、针灸专业、推拿专业和骨伤科进修生使用。在全国各高等中医院校应用期间反映较好。刘老还主编了全国高等中医院校骨伤专业教材：《中国骨伤科学·治疗学》、《中医骨伤科各家学说》，自著《刘柏龄治疗腰病手法》试听教材，刘老在中医骨伤科发展方面做出了巨大贡献。

业绩丰斐　医史永驻

刘柏龄教授从医治学求实创新。刘老在从事中医药教育和临床工作以来，始终把科学研究工作放在首位。在"肾主骨"的理论基础上，刘老不断积累临床诊疗经验，不断充实变通"肾主骨"理论，并于 20 世纪 60 年代在此理论基础上，研制出治疗骨质增生的新药"骨质增生止痛丸"，填补了治疗骨质增生病的国内空白，投放临床使用，取得良好的治疗效果。该药已纳入《国家药典》，骨质增生止痛丸 1987 年获长春发明一等奖，1991 年获吉林省科技进步一等奖，1992 年获国家中医药管理局科技进步三等奖。20 世纪 80 年代，在骨质增生止痛丸处方的基础上，进一步研制出治疗颈、肩、腰、腿痛新药"壮骨伸筋胶囊"。20 世纪 90 年代研制出治疗骨质疏松的"健骨宝胶囊"和治疗股骨头无菌性坏死的"复肢胶丸"。"健骨宝胶囊"1999 年获吉林省科技进步三等奖、"壮骨伸筋胶囊"2000 年获吉林省科技进步二等奖、2003 年获中华中医药学会科学技术三等奖，"复肢胶丸"2003 年获吉林省科技进步三等奖。与此同时，刘老还在中医传统外敷药"砭离砂"的治病原理启发下，以发热剂和自拟中药配方，研制成了专门治疗软痛及风湿骨痛的"汉热垫"。"汉热垫"具有理疗和药物治疗的双重效果，对风湿、类风湿性关节炎、骨性关节炎以及各种软组织损伤、骨关节损伤的康复期，均有较好疗效。它优于单纯的发热剂和单纯的药物熏洗、熨烱剂。后经长春长白实业公司投入批量生产，出口日本等多个国家。

悬壶济世　誉满杏林

刘柏龄教授从医治学无私奉献。20 世纪 80 年代初，刘老为了提高骨折的治愈率，主动献出治疗骨折的接骨秘方"接骨灵"，该药突出应用动物药血肉有情之品的蛤蚧为主药，配合植物药之骨碎补等，经过提取制成片剂，后改名为"接骨续筋片"。接骨灵促进成骨活动，和我国传统医学治疗骨折的理论是完全吻合的。中医学特别强调以"活血化瘀为先"和"血不活，则瘀不祛，瘀不去，则骨不能接"以及"瘀祛、新生、骨合"。把活血化瘀作为骨折治疗的中心环节。生理情况下，成骨活动依靠旺盛血循保证营养供应；病理情况下，骨折愈合对局部血循依赖程度更大。凡能加强局部血运，加速凝血吸收和血肿机化的措施，都会对骨折愈合发挥有利作用。治疗风湿、类风湿性关节炎的"风湿福音丸"的研究。1985 年通过省级科研成果鉴定，并于 1987 年获省科技进步三等奖。

德艺双馨　国医楷模

刘柏龄教授非常关心青年教师和学生的成长。刘老常以身作则，深入学生之中，到青年教师中教育他们要有高尚的医德医风，言传身教地向学生讲述古人的医德楷模和深刻的医德铭言，推崇古医家孙思邈的高尚医德，常说：医者不能以技乘人之危，索取财物，起踵权豪抬高身价；深赞陈实功的"凡乡井同道之士，不可生轻侮傲慢之心，切要谦和谨慎；年尊恭敬之，有学者师事之，骄傲者逊让之，不及者荐拔之"等铭言佳句。刘老从医六十年，始终保持谦虚谨慎，尽心尽力为患者服务，无论贫富，均一视同仁，令患者满意，令同行、学生无比敬佩。刘老虽已经耄耋之年，仍坚持临证，每周在长春中医药大学附属医院国医堂出两次门诊，为众多骨伤科患者诊治。刘老治学严谨，在临证过程中，按疾病分类汇总留存病例资料，亲笔书写诊法方药，并将亲笔临床医案整理并出版，将其学术思想和临床经验传承，将对骨伤科后辈的成长起到指导和启示的作用。

刘老从医 60 余年，执教 50 余载，半个多世纪在中医的医、教、研战线上，取得了辉煌的成就。但他仍然不忘自勉，刘老最喜欢的座右铭就是"矢志岐黄，继承、创新、为人民"。为中医骨伤事业的发展做出自己的贡献。

第二节　刘柏龄学术思想

刘老秉承《黄帝内经》中提出的肾主骨理论，提出"治肾亦即治骨"，但在临证中，同时强调，调肾为主，重视阴阳，筋骨为重，不离气血；痰湿瘀兼顾，虚实分清；折骨伤筋病，手法先行。

一、治肾亦即治骨

以调肾为主，重视阴阳

刘柏龄在漫长的岁月里，边学习，边实践，边研究，较早的确立了"从血论治"的学术思想；以"活血化瘀为先"，亦即"瘀去、新生、骨合"，达到骨伤治疗目的。这是普遍应用的学术思想主张。他再"从血论治"学术思想的基础上，提出并确立了"治肾亦即治骨"的学术思想。这一学术思想，对骨伤病来讲颇有创意亦是比较完善的学术思想。这是以"肾主骨、生髓，髓充则能健骨"的理论为指导提出的。

20世纪60年代，刘柏龄对"肾主骨"和"治肾亦即治骨"的理论做了深入研究。他认为保养肾的精气，是抵御病邪，防治骨病、骨折，延缓衰老的重要措施。如女子七七、男子八八以后，肾脏衰、精少，筋骨、肌肉得不到很好的滋养，因而形体皆极，骨质脆弱，易发生骨折，且折后愈合较慢。临床上女性绝经后发生骨质疏松以及男性好发骨质疏松的年龄与《素问·上古天真论》所述"男不过尽八八，女不过尽七七，而天地之精华皆竭矣"的年龄段相吻合。因此，早期调养，保精气，壮筋骨，对防治老年"骨属屈伸不利"和骨折等病患是非常重要的。

肾主骨理论最初来源于《黄帝内经》。《素问·宣明五气》云："五脏所主：心主脉，肺主皮，肝主筋，脾主肉，肾主骨，是谓五主。"《素问·上古天真论》则进一步说明肾对骨的作用。"女子七岁，肾气盛，齿更发长，二七而天癸至，任脉通，太冲脉盛，月事以时下，故有子。三七，肾气平均，故真牙生而长极。四七，筋骨坚，发长极，身体盛壮。五七，阳明脉衰，面始焦，发始堕。六七，三阳脉衰于上，面皆焦，发始白。七七，任脉虚，太冲脉衰少，天癸竭，地道不通，故形坏而无子也。丈夫八岁，肾气实，发长齿更。二八，肾气盛，天癸至，精气溢泻，阴阳和，故能有子。三八，肾气平均，筋骨劲强，故真牙生而长级。四八，筋骨隆盛，肌肉满壮。五八，肾气衰，发堕齿槁。六八，阳气衰竭于上，面焦，发鬓颁白，七八，肝气衰，筋不能动，天癸竭，精少，肾脏衰，形体皆极。八八，则齿发去。"这段原文中"从发长齿更"到"筋骨劲强"，充分说明随着年龄的增长，肾中精气逐渐充盈，肾主骨生髓的功能逐渐增强，则骨的患病自然下降；从"面焦发堕"到"齿发去"，说明肾中精气从充盈到渐渐衰竭的过程，肾主骨生髓的功能逐渐减弱，则骨的患病自然上升；人体慢慢就会因精气不足而导致或衍生出各种骨伤科疾病。比如常见的颈椎病、腰椎间盘突出症、退行性骨关节病、骨质增生、骨质疏松、脆性骨折、强直性脊柱炎、类风湿关节炎、股骨头无菌性坏死等。

《灵枢·经水》："人始生，先成精，精成而脑髓生，骨为干，脉为营，筋为刚，肉为墙，皮肤坚而毛发长，谷入于胃，脉道以通，血气乃行。"以上说明骨的生长、发育均依赖于肾脏之精气的充养。若禀赋不足及后天失养导致肾精亏虚，则肾脏不能发挥主骨生髓及主生长发育的功能，导致骨骼生长、发育紊乱，出现形态及功能上的改变。

《灵枢·本神》云："肾藏精。"《素问·六节藏象论》云："肾者，主蛰封藏之本，精之处也，其华在发，其充在骨，为阴中之少阴，通于冬气。"《素问·阴阳应象大论》云："肾生骨髓……在体为骨。"《素问·痿论》云："肾主身之骨髓。"指出了骨与肾的关系非常密切。骨的生长发育及其修复皆以肾精为基础。肾藏精，精能生髓，髓能充骨，促进骨骼的生长发育，可见骨的生长、发育、修复，均须依赖肾藏精气的滋养和推动，并使之发挥正常的生理功能，故曰："肾生骨髓"，"藏真下于肾，肾藏骨髓之气也。"（《素问·平人气象论》）肾精充足，骨髓化生充足，骨骼得养，则骨骼坚实、强壮有力，肢体动作灵活，作用力强。反之，临床上肾的精气不足，可见小儿的骨软无力，行迟，囟门迟闭，以及某些骨骼发育畸形；对成人而言，肾精不足，骨髓空虚，不能养骨，易致下肢痿软而行动困难，或骨质疏松、脆弱，易于骨折等。

肾主骨、生髓。肾藏五脏六腑之精气，其充在骨也。无疑肾当主骨，因为肾贯脊骨而生髓，骨髓充盈于骨空之内，反过来营养骨体，以促其发育壮实。所以说骨的生长发育，是由于生长之精气的盛衰来决定的。《素问·逆调论》："肾不生，则髓不能满"，说明肾与骨髓的关系甚为密切。

肾伤后也能引起一系列骨的疾病状态，比如《素问·痿论》云："肾气热，则腰脊不举，骨枯而髓减，发为骨痿。"唐·王冰注："腰为肾府，又肾脉上股内贯脊属肾，骨肾气热则腰脊不举也。肾主骨髓，故热则骨枯而髓减，发则为骨痿。"清·张志聪注："肾主藏精，肾气热则津液燥竭矣。腰者，肾之府，是以腰脊不能伸举，肾生骨髓，在体为骨，肾气热而精液竭，则髓减骨枯而发为骨痿也。"依据《素问·逆调论》中："肾不生，则髓不能满。"患腰脊伛偻不能举动和两足萎软不能支撑身体的骨痿病，古人认为是肾气热则腰脊不举，热足不能住身，热舍于肾，发为骨痿。刘老依从《素问·痿论》云："肾者水脏也，今水不胜火，则骨枯而髓虚，故足不能住身，发为骨痿。"在治疗时也就形成了刘老独具一格的治疗特色，即必须采用入肾益髓填精，以壮水制火的药物为主，这是从"肾主骨"、"肾生骨髓"、"治肾亦即治骨"的指导思想上产生的。

《素问·逆调论篇》："肾者水也，而生于骨，肾不生则髓不能满……"清·张志聪认为："肾生骨髓，水生肝，肾脂不生，则髓不能满于骨，是以寒至骨也。"这说明肾与骨髓的关系甚为密切，肾不生髓则髓不满，髓少则骨弱。《素问·生气通天论篇》指出："因而强力，肾气乃伤，高骨乃坏。"唐·王冰注："然强力入房则精耗，精耗则肾伤，肾伤则髓气内枯，故高骨坏而不用也。"清·张志聪指出："夫精已亡而复强用其力，是更伤其肾气矣。"刘老认同上述著名古医家的观点，并且提出："房劳过甚则伤肾，肾伤则髓减，髓不养骨则骨坏。"故在治疗由于房劳过甚而形成的伤骨疾病，多采用补肾益精壮骨的治疗药物，在临床上往往收到很好的疗效。这也证实了"治肾亦即治骨"理论思想的正确性与科学性。

《灵枢·五癃津液别篇》："虚故腰背痛而胫痠。"《素问·脉要精微论篇》提到："肾为精血之海，五脏之本……五脏之伤，势必及肾"，说明久病可致肾气亏损。《素问·脉要精微论篇》："腰者肾之府，转摇不能，肾将惫矣。"清·张志聪认为："两肾在于腰内，故腰为肾之外府。"这句话的意思是说，两肾位居于腰，故腰为肾之府邸，若见到腰不能转侧摇动，是肾气将要衰惫。

"肾主骨"理论由历代医家继承与发扬、不断地丰富与充实着，临床上的引用也越来越广泛。汉·张仲景在《金匮要略》中指出："虚劳腰痛，少腹拘急，小便不利者，八味肾气丸主之。"隋·巢元方《诸病源候论·腰痛候》云："凡腰痛者有五：一曰少阴，少阴肾也。十月万物阳气伤，是以腰痛……三曰肾虚，役用伤肾，是以痛。"《诸病源候论·风湿腰痛候》云："劳伤肾气，经络既虚，或因卧湿当风，而风湿乘虚搏于肾经，与血气相击而腰痛。"《诸病源候论·卒腰痛候》指出："夫劳伤之人，肾气虚损。而肾主腰脚，其经贯肾络脊，风邪乘虚，卒入肾经，故卒然而患腰痛。"《诸病源候论·久腰痛候》认为："夫腰痛，皆由伤肾气所为。肾虚受于风邪，风邪停积于肾经，与血气相击，久而不散，故而腰痛。"《诸病源候论·腰痛不得俯仰候》云："肾主腰脚"，"劳损于肾，动伤经络，又为风冷所侵，气血搏击，故腰痛也"。这句话明确了腰痛除猝然伤损于腰而致的腰痛外，其余腰痛皆与"肾气虚损"有关，即便是突然腰痛，亦与原有的肾虚有关，这就为后天"治肾亦即治骨"思想的形成奠定了坚实的基础。

唐代大医家孙思邈在《千金方》中提出："肾虚，役用伤肾是以痛。"腰者，一身之要也，是人体活动的枢纽，故易产生劳损，过劳则伤肾，导致肾气不足。以上都说明年龄及慢性劳损是导致肾气不足、肾府失养，从而出现腰腿痛等症的重要原因之一。

宋·杨士瀛在《仁斋直指方》中指出："肾气一虚，凡中风受湿，伤冷蓄热，血涩气滞，水积堕伤，与夫失志作劳，种种腰痛，迭见而层出矣。"明·方隅在《医林绳墨》中指出："故大抵腰痛之证，因于劳损而肾虚者甚多。"

明·张介宾在《景岳全书》中指出："腰痛之虚证，十之八九。"明·李中梓在《医宗必读》中提出："腰痛，有寒，有湿，有风热，有挫闪，有瘀血，有滞气，有瘀积，皆标也，肾虚其本也。"所以肾虚者，易患腰部扭闪和劳损等，而出现腰酸背痛，腰脊活动受限等症状。犹如骨伤折断，必内动于肾，因肾生骨髓，故骨折后如肾精不足，则无以养骨，骨折难以愈合。临床治疗时，必须用补肾之药，以续骨、接骨。"治肾亦即治骨"也。

明·王肯堂在《证治准绳》引戴云："颈痛非是风邪，即是气挫，亦有落枕而成痛者……由挫闪及久坐失枕而致颈项不可转移者，皆由肾气不能生肝，肝虚无以养筋，故机关不利。"

清·沈金鳌在《杂病源流犀烛·腰脐病源流》中提出："腰痛，精气虚而邪客病也……肾虚其本也，风寒湿热痰饮，气滞血瘀闪挫其标也。"

清·张璐在《张氏医通》中指出："有肾气不循故道，气逆挟脊而上，至肩背痛。或观书对弈久坐而致脊背痛者。"指出了肾气亏是脊背痛的重要发病因素。

就老年性骨质退变所致的退行性脊椎病来说，就是"肾气虚"的内在因素为根本，以日常小外伤的积累（慢性劳损）为诱因。因为人体的各个组织器官，随着年龄的增长，其功能也逐渐衰退。《素问·脉要精微论》："腰者，肾之府也，转摇不能，肾将惫矣……骨者，髓之府，不能久立，行将振掉，骨将惫矣"，"肾者主水，受五脏六腑之精而藏之，五脏皆衰，筋骨解坠。"可见筋骨的盛衰，与五脏六腑，特别是与肾有着密切的关系。肾水不足，则骨枯髓虚，发生骨病。这都说明肾与骨、骨与髓内在的生理关系和病理变化，揭示了骨的退变与年龄、体质的密切关系，这也是一般自然规律所决定的。另外《素问·宣明五气》："五劳所伤，久视伤血，久卧伤气，久坐伤肉，久立伤骨，久行伤筋"，指出了劳伤可损及气、血、肉、筋、骨而成此病。因此治疗这种病，就得使肾气充盈，骨得坚实、健壮和旺盛的活力为原则。所以，以临证常对该病用熟地黄补肾中之阴（填充物质基础）为之主，仙灵脾兴肾中之阳（生化功能动力）为之辅，合肉苁蓉的入肾充髓，骨碎补、鹿衔草的补骨镇痛，再加上通经、理脾诸药，在补肾益精填髓的基础上，进一步通畅经络，舒活血脉，不仅能增强健骨舒筋的作用，而且可以收到"通则不痛"的功效。

刘老对"肾主骨"理论有独到的见解，他提出治肾亦即治骨，刘老认为腰痛多是肾亏为本，外伤或劳损或风寒湿邪为诱因所导致的，故刘老治疗腰痛对补肾类中药总是情有独钟，如川杜仲、金毛狗脊、熟地黄、枸杞子、淫羊藿、肉苁蓉等，刘老总是善用这类中药，而且，刘老认为人体阳气很重要，其常常口述引用内经原文：《素问·生气通天论》："阳气者若天与日，失其所则折寿而不彰，故天运当以日光明。是故阳因而上，卫外者也。"唐·王冰注释为："谕人之有阳，若天之有日，天失其所则日不明，人失其所则阳不固，日不明则天境暝昧，阳不固则人寿夭折。言人之生，固宜借其阳气也。"清·张志聪云："此复言人之阳气，又当如天与日焉。若失其所居之位，所运之机，则短折其寿而不能彰著矣。夫天气，清净光明者也，然明德唯藏，而健运不息，故天运当以日光明。天之藏德不下，故人之阳气亦因而居上；天之交通，表彰于六合九州之外，故人之阳气所以卫外者也。太阳主天，合少阴之君火而主日，故曰若天与日"，刘老则强调人体阳气的重要性时提出："阳主生发"故每每临证中总是善于运用制附子、肉桂等具有温阳生发类中药，以达到提携升发阳气，达到促进骨病愈合之作用。

年少者肾阳升发，骨升髓长，肾阴充盈，髓充骨壮，年老则肾亏阴损，阳气虚浮，骨生旁赘，髓减骨衰。

《类经·阴阳类》云："人之疾病，……必有所本，或本于阴，或本于阳，其本则一。"指出了证候虽然复杂多变，但总不外阴阳两大类别。

经过查阅大量的古代医学典籍、病案及文献资料，刘老遵照《皇帝内经》所说"三八肾气平均，筋骨劲强；四八筋骨隆盛，肌肉满壮，五八肾气衰，发堕齿槁"，以及"腰者，肾之府，转摇不能，肾将惫矣……骨者，髓之府，不能久立，行将振掉，骨将惫矣"的论述，认识到肾与骨、骨与髓内在的生理、病理变化，充分地揭示了由骨质增生引起的腰腿痛的内在因素是肾气虚不能生髓充骨而致的退变。他仅仅抓住这一机理，经过反复医疗实践，从多次成功的经验和失败教训中，摸索出对本病的治疗规律。

刘老结合《皇帝内经》等相关原文叙述及经过大量临床反复实验中总结出："治肾亦即治骨；肾主骨生髓，年少者肾阳升发，骨升髓长，肾阴充盈，髓充骨壮，年老则肾亏阴损，阳气虚浮，骨生旁赘，髓减骨衰。"由此，肾阴、肾阳在"治肾亦即治骨"中不同作用及治疗的重点得以区分。刘老依据这一理论，创制了疗效显著且一时间远近闻名的用以治疗骨质增生的"骨质增生丸"，这样使"骨质增生"（骨关节病）从"不治"向"可治"方面转化，前进了一大步。这在国内外尚属首例，填补了当时治疗骨质增生药物的空白，现已将"骨质增生丸"载入国家药典，现已上市的许多治疗骨质增生的药物都是当时"骨质增生丸"化裁而来。

刘老在"治肾亦即治骨"及"调和阴阳"方面走了一大步，他强调："骨质增生与骨质疏松不同程度上均是肾亏所造成（肾阴阳两亏），但是骨质增生为随着年龄的增长而出现，为一种赘生物，多偏于肾阴亏；而骨质疏松从发育角度讲，多偏于肾阳亏。"

刘老用熟地黄、淫羊藿、肉苁蓉、骨碎补、鹿衔草等中药的水醇法提取液，以不同的给药途径（口服及腹腔注射）进行了动物（大鼠）实验。结果表明：①复方及单味药中的熟地黄和肉苁蓉具有抑制炎性肉芽囊的增生和渗出作用；②有一定的镇痛效应；③其抑制增生的作用可能是由于刺激垂体-肾上腺皮质系统释放肾上腺糖皮质激素的结果。所以在临床上，用上述药物的合剂治疗骨质增生（退行性骨关节病）、中老年骨质疏松、妇女绝经后骨质疏松以及骨折延迟愈合和不愈合等疾病，都有较好的疗效。这些，都充分说明"治肾亦即治骨"的正确性和科学性，也体现了刘老肾阴、肾阳理论提法的科学性。

随着上述理论的提出，刘老运用其又创制了治疗骨质疏松症的"健骨宝胶囊"，其中以淫羊藿补命门、兴肾阳、益精气为君药，经过大量的临床验证发现健骨宝胶囊能明显增加骨质疏松症患者的骨密度并改善患者的临床症状。

动物实验结果证实：健骨宝胶囊能够明显的减轻肾虚模型动物性器官和肾上腺重量减轻程度，并有增加动物的自主活动，抑制体重下降的作用。

骨质增生丸及健骨宝胶囊临床疗效的显著性及动物实验结果都证明了刘老肾阴、肾阳理论及调和阴阳提法的正确性与科学性。

二、筋骨为重，不离气血

伤筋损骨亦可累及肝肾之精气。唐·孙思邈在《备急千金要方》云："肾应骨，骨与肾合"、"肝应筋，筋与肝合"，实践证明，举凡人之肝肾精气充足，可使筋骨强壮有力。反之，若其人素质不壮，或久病体虚，肝肾之精气不充盛。对比起来，如遭受同一暴力，则后者遭受轻微外力，即可能易发生骨折或脱臼。因此，筋骨伤后，若能注意调补肝肾，充分发挥精生骨髓、血荣筋络的作用，就能促进筋骨的修复。所以骨伤科临床，在三期分治的原则下，强调补益肝肾，益精填髓，固本培元的法则，是非常重要的。在临床上，筋骨是肝肾的外合，故有肝之合筋与肾之合骨的论说。

肝主筋，肝又为藏血与调血的重要脏器，在正常的情况下，肝脏通过筋的作用，主动与握。如果肝病，不但藏血的作用发生障碍，而且容易使风自内生。外风过亢，也能伤肝。这两种致病因素，都能使筋的活动能力失常，呈现抽搐挛急或萎软无力等病理现象。故《素问·阴阳应象大论》曰："肝生筋在变动为握……风伤筋。"又《素问·痿论》："肝主身之筋膜，筋膜干，则筋急而挛，发为筋痿"，这是说在无病的情况下，肝血能濡润营养筋骨，而肢节才"能步"、"能摄"。一旦肝病，则筋病丛生，如筋痿、筋软、筋挛等。不仅如此，凡一切行动坐卧的支持能力，也都是以筋的充盛与否为转移。故而"疾走伤筋"、"肝厥好卧"，说明肢体的运动，完全取决于筋的机能是否正常，而筋的机能是通过肝脉来营养的。所以，骨伤科临床，特别强调柔肝以养筋，活血和血以舒筋，补血养血以续肌，是具有重要意义的。

刘老在临床上治疗肩关节周围炎，俗称"漏肩风"、"肩凝症"，因该病好发于50岁左右的患者，而又称为"五十肩"。盖因五旬之人，肝肾不足，气血渐亏，抑或长期劳损，或肩部露卧着凉，寒凝筋脉而致本病。究其致病机理，乃系肝肾亏虚，气血衰弱，血不荣筋为内因之本，风寒湿外邪侵袭、劳损为外因之标。于此，临证以益肝肾、补气血为治之本；温经络、祛风湿、止疼痛为治之标，是治筋之大法也。临床上常以生山楂、乌梅之酸以入肝为方之主；桑椹、淫羊藿入肾益精填髓为方之辅，更佐姜黄、桂枝等以温运肢节，并引药直达病所，芍药、炙甘草为使，以缓急止痛，诸药合用，每收卓效。

肝藏血，血养筋，肝血足则筋脉得养，肾生髓，髓养骨，筋骨全赖于气血的濡养，气血充盈，则筋强骨壮，气血衰弱，则筋弱骨衰。所以，临床上在治疗筋骨的疾病时，调补肝肾，但前提是气血充盈，若气血不足，则筋骨亦随之衰退，若气血充足，再加以调补肝肾，则筋骨功能强壮，此即年轻气血充盈，虽伤但机体修复快，年老，气血亏虚，筋骨伤后则机体修复较慢的原因。

清·沈金鳌《杂病源流犀烛》云："跌仆闪挫，卒然身受，由外及内，气血俱伤病也。"这说明了伤筋动骨必然会伤及气血，所以治疗筋骨疾病在调补肝肾时，务必调治气血。

三、痰湿瘀兼顾，虚实分清

刘老强调骨伤科疾病多以"肾虚"为本，所以提出"治肾亦即治骨"，这里的"治肾"实质上就是"补肾"，刘老善用补肾中药治疗骨伤科疾病，但在临床上刘老并非一味单纯的用补肾中药治疗所有骨伤科疾病，而是以补肾中药为主，兼顾其他致病邪气，这样往往收到良好的疗效，刘老反对按图索骥，主张灵活应用、辨证论治来治疗骨伤科疾病，比如，腰椎疾病往往在肾虚的基础上合并有痰湿、瘀血等，但往往都是以素有肾亏为本，兼夹其他邪气，所以治疗过程中以补肾为主，兼顾痰湿瘀；刘老治疗过程中往往以熟地黄、杜仲、狗脊、淫羊藿、肉苁蓉、巴戟天、补骨脂等补肾中药为主，以白僵蚕、蜈蚣、薏苡仁、苍术、川萆薢、汉防己、车前子、泽泻、红花、桃仁、紫丹参等祛痰湿化瘀，治疗颈椎疾病时，刘老除补肾外，认为"筋骨的濡养不离气血"，所以除应用补肾中药外，还应用益气养血及活血药物，如黄芪、当归、紫丹参等，一并兼顾痰湿瘀之邪。

《素问·通评虚实论》云："邪气盛则实，精气夺则虚。"对于膝关节疾病，如关节软骨损伤、滑膜炎等，如果关节腔内积液比较重，说明有湿有瘀，久之瘀阻不通，必化痰，刘老治疗时，往往应用祛痰湿利关节之药物为君药，而以补肾中药为辅，这就是疾病病因的虚实之分，湿瘀或日久化痰，必阻滞经络关节，为肿为痛，这时是以实证为主，所以一般以祛痰湿化瘀的药物来治疗，如薏苡仁、汉防己、川萆薢、车前子、苍术、制半夏、白僵蚕、蜈蚣、骨碎补、桃仁、红花等；对于退行性骨关节疾病，关节软骨破坏较重、肝肾亏虚明显、关节腔缺少润滑液而伴关节疼痛、屈伸活动受限者，往往辨证以虚证为主，给予补肾中药为主，兼顾痰湿瘀邪，给予通络药物；如枸骨叶、丝瓜络、豨莶草、伸筋草、蜈蚣等。

四、折骨伤筋病，手法先行

刘老临证强调整体与局部并重，内外兼顾，尤其注重手法的应用与研究，他荟萃隋、唐以来骨生手法精华，整理研究，自成体系，将手法归纳为治骨和治筋两大类。正骨手法归纳为：拔伸、屈转、端挤、提按、分顶、牵抖、拿捏、按摩八法。在理筋手法治疗中，刘老强调经络辨证，治疗中因人施术，自创了"两步十法"治疗腰椎间盘突出症，"理筋八法"治疗腰肌劳损，同时强调手法与针刺配合应用，创立了"一针一牵三扳法"治疗腰椎小关节紊乱症，针刺人中穴、点刺"暴伤点"治疗急性腰扭伤，疗效显著。刘老手法在我国北方独成一派，在我国骨伤界具有重要的学术影响力。

五、药物加减及对药的应用

刘老在临床应用中注重药物加减及对药的应用，综合刘老的用药特点主要有以下几个方面：

（一）药物加减

在应用中，刘老虽重补肾，但反对按图索骥，主张详察病情，随证为治以求效。根据证之阴阳、寒热、虚实、瘀湿之不同，随证加减，灵活变通，效应更加。

如以肝肾亏虚为主的加炙龟板、黄精，或可减少鹿角片、淫羊藿的用量。如以脾肾阳虚为主的加补骨脂、巴戟天；以外伤血瘀为主的加制乳香、制没药、延胡索；发于颈椎者，多加入葛根；伴有头晕、头痛者多加入天麻、白芷、菊花、蔓荆子；发于腰椎者加入川杜仲、金毛狗脊；发于下肢者多加入川牛膝、宣木瓜；痛甚瘀肿加京三棱、莪术；发于上肢者多加入桑枝、嫩桂枝、片姜黄；局部有热者加黄柏、虎杖、赤芍、牡丹皮等；血虚者加西当归、阿胶；肢体重者夹湿多重用薏苡仁、加入汉防己、川萆薢、盐泽泻等；肢体重者夹瘀肿多加入炮山甲、三棱、莪术、土鳖虫、蜈蚣等；合并膝关节腘窝囊肿者，常加入夏枯草、浙贝母、煅牡蛎等，合并肢体抽搐者，常加入全蝎、吴萸散等；合并口干者，常加入天花粉、麦冬、生地、玄参等；睡眠欠佳者，常加入夜交藤、炒枣仁；合并脾胃功能运化差者，常加入焦三仙、炒白术、山药等；合并腹胀者，常加入川厚朴、鸡内金；疼痛剧烈者，加醋元胡、炒白芍、炙甘草；合并半月板损伤，重用乌贼骨、加入石见穿、无名异等；合并关节肿胀疼痛严重者，常加入鸡血藤、鸡矢藤、络石藤、海风藤等藤类药物；合并关节屈伸旋转活动受限常加入伸筋草、豨莶草、白僵蚕、乌梢蛇、土虫等；合并自汗出者，常加入玉屏风散，合并盗汗者，常加入浮小麦，麻黄根；合并骨刺者常加入熟地黄、威灵仙；合并肢体疼痛者，常加入羌独活、桑寄生；合并小便不利者，常加入炒车前子、萹蓄；合并大便干结者，常加入生大黄、枳壳、川厚朴等；合并畏寒怕冷者，常加入制附子、肉桂；肢体损伤中晚期肢体疼痛绵绵、缠绵不愈者，可加入丝瓜络、枸骨叶散结通络；伴有恶心、呕吐者，常加入姜竹茹、制半夏。

（二）药对应用

刘老在数十年的临床经验中，摸索出一系列行之有效的药对，笔者有幸在刘老耄耋之年侍诊在老师左右，悉心聆听老师教诲，现将老师常用药对进行总结，以飨读者。

1. 白僵蚕、蜈蚣

白僵蚕、蜈蚣——化痰通络。白僵蚕、蜈蚣是刘老常用的治疗素有肾精亏虚，又夹有痰瘀的骨伤科疾病的一对要药。刘老认为：素有肾精亏虚，虚久必化为痰瘀，形成痰瘀阻滞经络，经络不畅则肢体关节屈伸旋转活动受限。临床上颈椎病、腰椎间盘突出症、强直性脊柱炎、髋膝关节滑膜炎等疾病中多数属于肾虚夹痰淤入络范畴，可以在治疗时辨证应用。肾主水，内居元阴元阳，肾气虚衰，气化不利，水液上化为痰，如明·王节斋在《明医杂著》中曰："痰之本，水也，属于肾。"吴澄《不居集》中曰："肾为生痰之源。"都说明了肾虚为本；清·沈金鳌在《杂病源流犀烛》中提出："以故人之初生，以到临死皆有痰，皆生于脾……而其为物，则流通不测，故其为害，上到巅顶，下到涌泉，随气升降，周身内外皆到，五脏六腑俱有。"这说明痰无处不在。纵观以上各医家所述，刘老认为骨伤科疾病大多是以肾虚为本，夹杂痰瘀为标而成，所以治疗时以"治肾亦即治骨"为指导思想，以补肾为主，间夹痰瘀者予以化痰开瘀通络进行辨证治疗。白僵蚕：辛咸平，归肝、肺经，具有化痰散结、祛风止痛、息风止痉之功效。《本草纲目》云："散风痰结核瘰疬……"《本草求真》云："燥湿化痰、温利血脉之品。"《本草思辨录》云："治湿胜之风痰……劫痰湿散肝风。"刘老主要用其疗寒湿痹痛、肢体屈伸不利以及由气虚血瘀或跌打损伤所致的经络不利而引起的急性腰背部疼痛及腰腿痛等，常用量为15g，极量20g，儿童酌减。蜈蚣辛温，有毒，归肝经，走窜之力最速，内至脏腑，外达经络，凡气血凝聚之处皆能开之。功善通经络、息肝风、解痉挛、止抽搐。张锡纯在《医学衷中参西录》中曰："蜈蚣味微辛，性微温，走窜之力最速。内而脏腑，外而经络，凡气血凝聚之处皆能开之。性有微毒，而转善解毒，凡一切疮疡诸毒皆能消之。"刘老用蜈蚣常用2条通经络，极量4条。由此，僵蚕、蜈蚣两位药配伍应用可内而脏腑，外而经络，凡气血凝聚之处皆能开之，可化痰散结、通络止痛、畅达气血、滑利关节之功效。

2. 仙灵脾、巴戟天

仙灵脾、巴戟天——兴阳治骨。仙灵脾、巴戟天是刘老常用的治疗机体阳气不足，尤其是肾阳虚所致的骨伤科疾病的常用对药。刘老认为："机体阳气不足，尤其当肾阳虚时，元阳温煦作用减弱势必影响周身气血运行流通，而出现虚寒征象，如腰膝冷痛、畏寒肢冷怕风、脘腹冷痛、手足不温等，这正是机体阳气不足，尤其是肾阳虚的表现。"《素问·生气通天论篇》云："阳气者若天与日，失其所则折寿而不彰，故天运当以日光明。是故阳因而上，卫外者也。"人以阳气为本，有阳气则生，无阳气则死。阳气盛则健，阳气衰则病。刘老善用仙灵脾、巴戟天治疗腰膝冷痛、畏寒肢冷怕风、脘腹冷痛、手足不温等与阳虚、命门火衰有关的虚寒病症，为的是温补肾阳，刘老称之为"阳弱则阴翳生，阳充则阴霾散"。张介宾则提出阳不足的治疗法则："益火之源，以消阴翳。"

仙灵脾甘温味辛，归肝、肾经，具有温肾壮阳，强壮筋骨，祛风除湿之功效。《名医别录》云：“主坚筋骨。”《日华子本草》云：“治一切冷风劳气，筋骨拘急，四肢不仁，补腰膝。”《医学入门》云：“补肾虚，助阳。”

巴戟天甘温味辛，归肾、肝经，具有补肾助阳，益精血，强筋骨，祛风湿之功效。《神农本草经》云：“主大风邪气，阳痿不起，强筋骨，安五脏，补中增志益气。”《本草备要》云：“补肾益精，治五劳七伤，辛温散风湿，治风湿脚气水肿。”《本草汇》云：“为肾经血分之药，盖补助元阳则胃气滋长，诸虚自退。”《本草新编》云：“温而不热，健脾开胃，既益元阳，复填阴水，真接续之利器，有近效而又有速功。”《名医别录》云：“补五劳，益精。”《常用中草药手册》提出：“补肾壮阳，强筋骨，祛风湿，治肾虚腰脚无力，痿痹瘫痪，风湿骨痛。”

仙灵脾甘温味辛，入肝肾经，辛甘化阳，既善补肾阳，益精起痿，强筋健骨，又能祛风除湿，散寒通痹，能疗肾阳不足之筋骨痿软、风湿拘挛麻木尤效；巴戟天甘温味辛，入肝肾经，专走下焦，兴肾阳，益精血、强筋骨、祛风湿，能疗肾阳精血不足之筋骨痿软、腰膝冷痛及风湿久痹，累及肝肾之步履艰难者尤佳；二者伍用，其功益彰，兴肾阳、益精血、强筋骨、祛风湿之力增强。

3. 木瓜、吴茱萸

木瓜、吴茱萸——止痉。木瓜、吴茱萸是刘老临床上常用来治疗腰腿痛伴有小腿腓肠肌痉挛的一对要药。木瓜、吴茱萸配伍应用出自孙思邈的《千金方》，主治脚气入腹、困闷欲死，腹胀。《直指方》名曰木瓜汤，主治霍乱转筋。刘老在临床上称为“木萸散”。

小腿腓肠肌痉挛又称为“小腿抽筋”。刘老认为：“腰腿疼痛伴有小腿抽筋多素有肾亏，外有寒湿为患，故除应用补肾药物外还应配伍温经散寒、化湿和胃、舒筋活络药物。”

木瓜酸温味香，酸能入肝，以舒筋活络；温香入脾，能醒脾化湿和胃，可以用于湿痹脚气、足胫肿大、腰膝酸痛、关节肿痛、筋挛足痿、转筋吐泻等症。《名医别录》云：“主湿痹邪气……转筋不止。”《本草正》云：“用其酸敛，酸能走筋，敛能固脱；得木味之正，故尤专入肝，益筋走血。疗腰膝无力、脚气，引经所不可缺；气滞能和，气脱能固。以能平胃，故除呕逆、霍乱转筋，降痰，去湿，行水。以其酸收，故可敛肺禁痢，止烦满，止渴。”《食疗本草》云：“……病转筋不止者，煮汁饮之……”。木瓜既是药物同时也是食物，刘老临床上应用木瓜一般常用量为15g，痉挛较重时，量大时可以用到30g。

吴茱萸辛散苦降，性热燥烈，既能温中散寒、降逆止呕，用于治疗脾胃虚寒、脘腹冰冷、呕吐涎沫、嗳气吞酸、食欲不振、消化不良等症；又能疏肝解郁、行气消胀、散寒止痛。李东垣云："浊音不降，厥气上逆，膈寒胀满，非吴茱萸不可治也。"刘老在临床上见到肢体冷痛、脘腹怕凉、手足不温等一派寒像伴有小腿腓肠肌痉挛者，经常选用木萸散；刘老说吴茱萸性大热，量不可过大，常用量为6g，一般不超过10g。《神农本草经》云："主温中下气，止痛，咳逆寒热，除湿血痹，逐风邪，开腠理"。《名医别录》云："主痰冷，腹内绞痛，诸冷实不消，中恶，心腹痛，逆气，利五脏"。《药性论》云："主心腹疾，积冷，心下结气，痎心痛；治霍乱转筋，胃中冷气，吐泻腹痛不可胜忍者；疗遍身顽痹，冷食不消，利大肠拥气。"《日华子本草》云："健脾通关节"。《本草纲目》云："开郁化滞"。

木瓜味酸，得木之正气最多，主走肝经，能和胃化湿，舒筋活络，吴茱萸辛开苦降，专走下焦，为厥阴肝经的主药，能温经散寒，疏肝解郁，行气止痛。吴茱萸以散为主，木瓜以收为主，二药伍用，一收一散，相互制约，相互为用，共奏化湿和胃、舒筋活络、温中止痛之功。

4. 伸筋草、豨莶草

伸筋草、豨莶草——祛风湿、舒经络、通利关节。伸筋草、豨莶草是刘老临床上治疗骨关节损伤后关节肿痛、屈伸不利及风寒湿痹之腰膝疼痛等症的常用对药。刘老认为：素体正气不足，加之外邪入侵入经入络，则会出现相应肢体关节肿痛、屈伸不利、活动受限等筋骨病。正如《灵枢·本脏》云："经脉者，所以行气血而营阴阳，濡筋骨，利关节也。"指出经络有运行气血，营运阴阳，濡养筋骨，滑利关节的作用。《素问·痹论》云："痹在于骨则重，在于脉则血凝而不流，在于筋则屈不伸，在于肉则不仁，在于皮则寒……"说明当素体正气不足，加之风寒湿邪侵袭经络，经络不通，就会出现相应的各种症状，邪侵入筋则出现关节屈伸不利……。伸筋草辛温味苦，归肝经，具有祛风除湿、舒筋活血、通络止痛之功，为治痹痛拘挛及伤损瘀肿之要药。临床上常用于风湿痹痛、筋脉拘挛、皮肤不仁、跌打损伤等症。《本草拾遗》云："主久患风痹，脚膝疼冷，皮肤不仁，气力衰弱。"《植物名实图考》云："治筋骨，通关节。"《湖南药物志》云："舒筋活血，补气通络。治腰痛，关节痛。"《滇南本草》云："石松，其性走而不守，其用沉而不浮。"上述论述均说明伸筋草能舒筋活络、滑利关节，为治关节屈伸不利之要药。刘老临床常用量为15g，极量25g，儿童酌减。

豨莶草辛寒味苦，归肝肾经，具有祛风除湿、通经活络、清热解毒之功效，临床上常用于治疗风湿痹痛、肢体麻木、半身不遂及疮疡肿毒等症。豨莶草善祛筋骨间风湿而通痹止痛。《本草纲目》云："治肝肾风气，四肢麻痹，骨痛膝弱，风湿诸疮。"《本草图经》云："治肝肾风气，四肢麻痹，骨间疼，腰膝无力者。兼主风湿疮，肌肉顽痹。"《本草蒙筌》云："治久渗湿痹，腰脚酸痛者殊功。"《品汇精要》云："壮筋力。"由此可见，伸筋草、豨莶草两味药配伍应用，能祛除筋骨间风湿、达到濡养筋骨、滑利关节之作用。刘老临床常用量为15g，极量25g，儿童用量酌减。

伸筋草苦降，祛风除湿、舒筋活血、通络止痛；豨莶草辛散，祛风除湿，活血通络，清热解毒。伸筋草性走而不守，其用沉而不浮，善祛筋骨间风湿而通痹止痛，为治痹痛拘挛及伤损瘀肿之要药。豨莶草长于走窜，开泄之力甚强，为祛风除湿活血之要药，善治腰膝无力、四肢萎软等症；二药伍用，辛散苦降，祛风湿、舒筋络、通血脉、利关节、强筋骨，相得益彰。

5. 白芍、炙甘草

白芍、炙甘草——调和肝脾、缓急止痛。白芍、炙甘草是刘老在临床上用于治疗各种骨关节相关痛症的常用对药。芍药甘草汤原方出自张仲景的《伤寒论》，原方的用意主要是酸甘化阴，甘味缓急止痛的作用，治疗腿脚挛急，或腹中疼痛等，后世医家用其治疗各种痛症，效果显著。刘老认为"肝藏血，在体合筋，肝体阴而用阳，肝精肝血充足则筋力强健，运动灵活，能耐受疲劳，并能较快的解除疲劳，如果肝精肝血亏虚，筋脉得不到很好的濡养，则筋的运动能力就会减退，出现小腿腓肠肌的痉挛等，肝肾同源，日久则累及到肾，必发生筋骨退行性改变，相应的血管神经等组织结构受到压迫而产生疼痛。"刘老善用白芍、炙甘草配以补肾壮骨药来治疗各种骨与关节退行性改变合并疼痛者，尤其是气血不和，筋脉失养，以致下肢无力、拘挛疼痛者疗效颇佳。

白芍酸苦味甘微寒，归肝脾经，具有补血柔肝、平肝止痛、敛阴止汗、养血调经之功效。临床上常用于肝阴不足、肝气不舒或肝阳偏亢之头痛、胁肋疼痛、脘腹四肢拘挛等证。《神农本草经》云："主邪气腹痛，除血痹，破坚积，治寒热疝瘕，止痛，利小便，益气。"《本草备要》云："补血，泻肝，益脾，敛肝阴。"《名医别录》云："通顺血脉，缓中，散恶血，逐贼血，去水气，利膀胱、大小肠，消痈肿，（治）时行寒热，中恶腹痛，腰痛。"《医学启源》云："安脾经，治腹痛，收胃气，止泻利，和血，固腠理，泻肝，补脾胃。"《滇南本草》云："泻脾热，止腹疼，止水泻，收肝气逆疼，调养心肝脾经血，舒经降气，止肝气疼痛。"

炙甘草甘平，归心肺脾胃经。具有益气补中、缓急止痛、调和药性等功效。临床上用于脘腹及四肢挛急作痛、心气不足及用于药性过猛的中药中起调和作用。善于解毒及治腹痛挛急或四肢挛急，能缓解拘挛而止疼痛，并善和百药。与峻烈药同用，又能缓和药物的作用等，故有"国老"之美称。《神农本草经》云："主五脏六腑寒热邪气，坚筋骨，长肌肉，倍气力，金疮肿，解毒。"《名医别录》云："温中下气，烦满短气，伤脏咳嗽，止渴，通经脉，利血气，解百药毒。"《日华子本草》云："安魂定魄。补五劳七伤，一切虚损、惊悸、烦闷、健忘。通九窍，利百脉，益精养气，壮筋骨，解冷热。"《本草正》云："甘草，味至甘，得中和之性，有调补之功，故毒药得之解其毒，刚药得之和其性，表药得之助其外，下药得之缓其速……祛邪热，坚筋骨，健脾胃，长肌肉。随气药入气，随血药入血，无往不可，故称国老。"由此可见，白芍养血敛阴，柔肝止痛，平抑肝阳；炙甘草补中益气，泻火解毒，润肺祛痰，缓解止痛，缓和药性。

白芍味酸，得木之气最纯；甘草味甘，得土之气最厚。二药配伍应用，有酸甘化阴之妙用，共奏敛阴养血，缓解止痛之功用。

6. 当归、黄芪

当归、黄芪——补气养血。刘老崇尚肾主骨理论，但是治疗时除大剂量应用补肾中药的同时，临床上常常兼顾气血痰瘀等，当归、黄芪就是刘老在临床中针对骨伤科疾病中气血亏虚中经常应用的对药。《景岳全书》云："人有阴阳，即为血气。阳主气，故气全则神旺；阴主血，故血盛则形强。人生所赖，惟斯而已。"这说明气与血对人体生命活动的重要性。气和血是构成人体和维持人体生命活动的两大基本物质，气为阳，血为阴，两者关系密切。人体各关节之所以能屈伸活动自如、筋骨健壮全依赖于气血的濡养，因此，治疗骨伤科疾病用药时应当兼顾气血。

当归甘温味辛，归肝心脾经，具有补血活血、调经止痛、润肠之功效。《本草经集注》云："温中止痛……湿痹，中恶，客气虚冷，补五脏，生肌肉。"《药性论》云："补女子诸不足。"《本草纲目》云："治一切风，一切血，补一切劳，破恶血，养新血……治头痛，心腹诸痛，润肠胃筋骨皮肤，治痈疽，排脓止痛，和血补血。"《本草新编》云："当归是生气生血之圣药，非但补也。血非气不生，气非血不长。当归生气而又生血者，正其气血之两生，所以生血之中而又生气，生气之中而又生血也。"

黄芪甘温，归脾肺经，具有补气升阳、益卫固表、利水消肿、托疮生肌之功效。刘老临床上常用其治疗气血不足，气虚血滞不行的关节痹痛、肢体麻木等证。《本草汇言》云："黄芪可以荣筋骨。"《药性赋》云："温分肉而实腠理，益元气而补三焦……"《开宝本草》云："逐五脏间恶血，补丈夫虚损，五劳羸瘦，止渴，益气，利阴气。"由此可见，当归、黄芪配伍应用，益气生血，气血兼顾，为刘老常用对药。刘老强调在治疗气或血的一些疾病时，如果单纯用一些补气或补血的药时，可以酌情的加一些行气或活血的药物，效果更好，这样的目的是补而不壅。临床上刘老当归常用量 15g；黄芪常用量 25g，极量 150g，主要来源于清·王清任《医林改错》中的补阳还五汤治疗脊髓型颈椎病时，黄芪用量较大，一般起药在 80g，逐渐增加，当归量则基本不变。

7. 炙乳香、明没药

炙乳香、明没药——活血化瘀止痛。乳香、没药是刘老临床上善用的一对药，尤其在伤科杂病中的应用更为广泛。刘老认为"骨伤科疾病无论是伤骨、伤筋还是骨病方面，常常会出现疼痛，而血瘀气滞者并不少见。"乳香辛散苦泄，芳香走窜，内能宣通脏腑，畅达气血，外能透达经络，功善活血止痛、消肿生肌，并兼行气。凡血瘀气滞疼痛、跌打损伤、痈疽疮疡、瘰疬肿块皆可用之。没药辛平芳香，既能通滞散瘀止痛，又能生肌排脓敛疮，为行气散瘀止痛之要药，治疗各种气血凝滞、胸胁腹痛、风湿痹痛、跌打损伤、疮疡肿毒等症。俗语说："不通则痛，痛则不通。"乳香、没药都是一对不可多得的活血止痛要药。

杨清叟云："凡人筋不伸者，敷药宜加乳香，其性能伸筋。"

《本草汇言》："乳香，活血去风，舒筋止痛之药也。"《珍珠囊》云："（乳香）定诸经之痛。"《本草纲目》云："乳香香窜，入心经，活血定痛，故为痈疽疮疡、心腹痛要药。"又云："消痈疽诸毒，托里护心，活血定痛伸筋，治妇人产难，折伤。"本品有镇痛、消炎作用。口服本品能促进多核白细胞增加，加速炎症渗出的吸收，促进伤口的愈合。

《药性论》云："（没药）主打磕损，心腹血瘀，伤折蹉跌，筋骨瘀痛，金刃所损，痛不可忍，皆以酒投饮之。"

《医学衷中参西录》云："乳香、没药，二药并用，为宣通脏腑，流通经络之药，故凡心胃胁腹肢体关节诸疼痛皆能治之。又善治女子经行腹痛，产后瘀血作痛，月事不以时下。其通气活血之力，又善治风寒湿痹，周身麻木，四肢不遂及一切疮疡肿痛，或疮硬不痛。外用为粉以敷疮疡，能解毒、消肿、生肌、止痛，虽为开通之品，不致耗伤气血，诚良药也。"又云："乳香、没药不但流通经络之气血，诸凡脏腑中，有气血凝滞，二药皆能流通之。医者但知见其善入经络，用之以消疮疡，或外敷疮疡，而不知用之以调脏腑之气血，斯岂治乳香、没药者哉。"

《本草衍义》云："没药，大概通滞血，打扑损疼痛，皆以酒化服。血滞则气壅凝，气壅凝则经络满急，经络满急，故痛且肿。凡打扑着肌肉须肿胀者，经络伤，气血不行，壅凝，故如是。"《医学入门》云："东垣云，没药在治疮散血之科。此药推陈致新，故能破宿血，消肿止痛，为疮家奇药也。"《本草纲目》云："乳香活血，没药散血，皆能止痛消肿，生肌，故二药每每相兼而用。"《日华子本草》云："破癥结宿血，消肿毒。"

刘老临床运用时常写成炙乳没，一般常用量为15g，儿童酌减。

乳香辛温香润，能于血中行气，舒筋活络，消肿止痛。没药苦泄力强，功善活血散瘀，消肿止痛。乳香以行气活血为主，没药以活血散瘀为要。二药伍用，气血兼顾，取效尤捷，共奏宣通脏腑、流通经络、活血祛瘀、消肿止痛、敛疮生肌之功。

8. 熟地黄、淫羊藿

熟地黄、淫羊藿——调和肾中阴阳并促进骨的生发。熟地黄、淫羊藿是刘老临床上治疗骨质增生、骨质疏松、股骨头无菌性坏死等骨伤科疾病中常用的一对对药。刘老提出："肾主骨生髓，年少者肾阳升发，骨升髓长，肾阴充盈，髓充骨壮；年老则肾亏阴损，阳气虚浮，骨生旁赘，髓减骨衰。阴藏精，阳升发，阴阳调和则骨强健生发有力。"而《难经·八难》云："所谓生气之原者，谓十二经之根本也，谓肾间动气也，此五脏六腑之本，十二经脉之根，呼吸之门，三焦之原，一名守邪之神。"指出生命本原之气，是产生于两肾之间的生命动力之气，其是五脏六腑、十二经脉活动的根本，维持呼吸之气出纳的关键，是三焦气化的发源地，又具有抗御病邪的功能。后世医家意见不一，但多数医家认为肾间动气根于命门，来自于先天精气，一般理解为肾阴肾阳，先天真阳蒸动真阴而化生的动力。

王冰注《素问·生气通天论》云："阳气根于阴，阴气根于阳，无阴则阳无以生，无阳则阴无以化。"而熟地甘温，补血生津，滋肾养肝，安五脏，和血脉，润肌肤，养心神，安魂魄。《本经逢原》云："熟地黄，假火力蒸晒，转苦为甘，为阴中之阳，故能补肾中元气……皆肾所主之病，非熟地黄不除。"《本草正》云："阴虚而神散者，非熟地之守，不足以聚之；阴虚而火升者，非熟地之重，不足以降之；阴虚之躁动者，非熟地之静，不足以镇之；阴虚而刚急者，非熟地之甘，不足以缓之。"《本草纲目》云："填骨髓，长肌肉，生精血，补五脏、内伤不足，通血脉，利耳目，黑须发，男子五劳七伤，女子伤中胞漏，经候不调，胎产百病。"《药品化义》云："熟地……能益心血，更补肾水。凡内伤不足，苦志劳神，忧患伤呕，纵欲耗精，调经胎产，皆宜用此。安五脏，和血脉，润肌肤，养心冲，宁魂魄，滋补真阴，封填骨髓，为圣药也。"《本草从新》云："滋肾水，封填骨髓，利血脉，补益真阴，聪耳明目，黑发乌须。又能补脾阴，止久泻，治劳伤风痹，阴亏发热，干咳痰嗽，气短喘促，胃中空虚觉馁，痘证心虚无脓，病后胫股酸痛，产后脐腹急疼，感证阴亏，无汗便闭，诸种动血，一切肝肾阴亏，虚损百病，为壮水之主药。"《珍珠囊》云："大补血虚不足，通血脉，益气力。"以上说明熟地善补血滋阴，益精填髓，为滋补肝肾阴血之要药。

刘老在临床临证中喜用熟地，因其甘温味厚，质地柔润，既能填补真阴，又具有养血滋阴、补精益髓之功效。在补阴诸方中均以熟地为主药。临证中刘老经常会讲到的一段话就是"肾主骨，治肾亦即治骨，骨病必须治肾，肾精充足则骨健，补肾必用熟地"之说，老师一般常用量为 15～30g，最大量用至60g；因熟地过于滋腻，容易碍胃逆膈，所以常常配伍健脾行气药，如砂仁、陈皮等。

淫羊藿辛香甘温，既能温补命门火、兴阳事、益精气，用于治疗肾阳虚衰所引起的遗精、阳痿、尿频、腰膝酸软、神疲体倦等症；又能祛风湿、强筋骨，用于风湿痹痛、四肢麻木、筋脉拘急或兼见下肢瘫痪、筋骨萎软等症；《神农本草经》云："主阴痿绝伤，茎中痛。利小便，益气力，强志。"《医学入门》："补肾虚，助阳。"《名医别录》："主坚筋骨。"《日华子本草》："治一切冷风劳气，筋骨挛急，四肢不仁，补腰膝。"淫羊藿是刘老在治疗骨伤科疾病中，尤其是肾阳虚，命门火衰骨生发无力的一味要药，常配伍熟地黄形成对药应用。刘老临床常用量是 20g，极量 30g，儿童酌减。

刘老20世纪60年代运用"肾主骨，治肾亦即治骨"理论，研制的骨质增生丸中就是以熟地黄为君药，取其能补肾中之阴（填充物质基础），淫羊藿兴肾中之阳（生化功能动力）等精确配伍而成。此后，依次理论研制的治疗颈椎病、腰椎间盘突出症、腰椎管狭窄、骨质疏松、增生性（退行性）骨关节病的壮骨伸筋胶囊中则以熟地黄滋肾阴、淫羊藿兴肾阳相互搭配共为君药，以求阴阳俱补，阴阳调和，肾间动气旺，则骨强健生发有力，从而达到"阴平阳秘，精神乃治"的目的。

淫羊藿辛香甘温，补肾助阳，强壮筋骨，祛湿散寒，舒筋通络。熟地黄以补阴为主，淫羊藿以补阳为要。二药伍用，一阴一阳，阴阳俱补，则阴平阳秘，骨痿得治，骨赘得除。

刘老临证时喜欢引用《素问·阴阳应象大论篇》中"治病必求于本"，常教导我们说："本是什么？是本于阴阳，所以治病调和阴阳很重要。"其实，熟地黄、淫羊藿就是一个鲜明的例子，老师运用这对药治疗骨质增生、疏松及退行性骨关节病的患者，几十年来疗效显著都分明验证了老师说法的准确性与科学性；也说明了退行性骨关节疾病往往存在的不仅仅单纯的阴亏或阳损的问题，及时的调整阴阳往往能收到满意的效果。

9. 薏苡仁、紫丹参

薏苡仁、紫丹参——活血消肿。薏苡仁、紫丹参是刘老在临床上治疗下肢关节腔积液及所形成的髋关节滑膜炎、膝关节滑膜炎、踝关节滑膜炎时喜用的一对药。刘老认为：下肢关节腔积液及滑膜炎等多源于湿邪阻滞经络，滞于关节，气血运行不畅，关节屈伸不利，为肿为痛。《素问·至真要大论》云："诸湿肿满，皆属于脾。"意思是说凡是湿病而发生的浮肿胀满，都责之于脾。《医宗金鉴·杂病心法要旨》云："上肿多风宜乎汗，下肿多湿利水泉。"这句源于《素问·汤液醪醴论》中的"开鬼门，洁净府"并在上述的层面上更近一步，意思都是指用发汗利小便的方法祛除肿胀的方法。

薏苡仁甘淡微寒，甘淡利湿，微寒清热，既能利水渗湿，又能健脾止泻，利水而不伤正，补脾而不滋腻，为淡渗清补之品。凡水湿滞留均可用之，尤以脾虚湿滞者为宜，常用于水肿、小便不利、脾虚泄泻等证。擅渗湿而舒筋脉、缓挛急，擅治痹痛拘挛、脚气浮肿，以湿热者为宜。并可清热排脓，用于肺痈、肠痈等。

《本草新编》云："薏仁最善利水，不至损耗真阴之气，凡湿盛在下身者，最宜用之，视病之轻重，准用药之多寡，则阴阳不伤，而湿病易去。"《本草纲目》云："薏苡仁，阳明药也，能健脾益胃。"及"筋骨之病，以治阳明为本，故拘挛筋急风痹者用之。土能胜水除湿，故泄泻水肿用之。"《药品化义》云："薏米，味甘气和，清中浊品，能健脾阴，大益肠胃。主治脾虚泻，致成水肿，风湿盘缓，致成手足无力，不能屈伸。"《神农本草经》云："主筋急拘挛，不可屈伸，风湿痹，下气。"刘老临床上治疗下肢关节肿胀时用薏苡仁常用量50g，极量80g，儿童酌减。刘老说薏米力缓，用量宜大，应用时宜包煎。

丹参苦寒降泄，入走血分，为活血化瘀要药，既能活血化瘀，行气止痛，用于心脉瘀阻所引起的冠心病心绞痛等证，又能活血化瘀、祛瘀生新，用于治疗瘀血所引起的癥瘕积聚等证，还能凉血消痈，用于疮疡痈肿等证。《本草汇言》云："丹参，善治血分，去滞生新，调经顺脉之药也。"《日华子本草》云："养神定志，通利关脉。治冷热劳，骨节疼痛，四肢不遂。"《本草新编》云："丹参，味苦，气微寒，无毒。入心、脾二经。专调经脉，理骨筋酸痛，生新血，去恶血。"《本草纲目》云："活血，通心包络。"《重庆堂随笔》云："丹参，降而行血。"刘老喜用丹参活血养血、化瘀生新，古有"一味丹参散，功同四物汤"之说。刘老常临床上常用丹参量15g，瘀血较重或合并有冠心病时，丹参量酌情增加，极量25g。

薏苡仁甘淡渗利，善除脾湿而清热，以健脾化湿，利水消肿。丹参活血祛瘀，化瘀生新，凉血消痈。二药相伍，互相促进，共奏健脾祛湿、活血消肿、化瘀生新之功。

刘老治疗下肢关节腔积液及所形成的髋关节滑膜炎、膝关节滑膜炎、踝关节滑膜炎时除用紫丹参、薏苡仁对药来活血消肿外；因湿邪易于阻滞经络，滞于关节，往往在其中加一些通络的药物，比如络石藤、海风藤等藤类药物，以在活血消肿的基础上达到通经活络的作用，疗效较好，如果肿胀依然不消退的话，刘老会依据《金匮要略》中提出的"病痰饮者，当以温药和之。"老师会在原方中加入一对药，就是我们以下要谈的一对"附子、肉桂"，虽然附子辛甘大热，但入药后往往疗效很好，为老师喜用药对。老师说："滑膜炎之关节肿胀、屈伸不利，除祛湿活血通络之外，依情况可酌加温阳药温化水湿之邪。"

10. 乌贼骨、骨碎补

乌贼骨、骨碎补——促进骨与关节软骨再生。乌贼骨、骨碎补是刘老临床上长期应用治疗膝关节半月板损伤常用的行之有效的一对药。依据《素问·五脏生成》云："诸筋者皆属于节。"及《素问·宣明五气》云："肝主筋、肾主骨"及《素问·阴阳应象大论》云："肾生骨髓，髓生肝。"刘老认为："半月板等关节软骨皆属于筋，肝主筋，肾主骨，故治疗半月板等关节软骨损伤，必求于筋，责之于肝；疗骨之病则必求于肾。"

乌贼骨，又名海螵蛸，咸涩微温，入肝经走血分，长于收涩，既善于止血止带，为妇女崩漏带下之良药。又善制酸止痛，为治胃痛吐酸之佳品。又能固精止带，用于遗精滑精带下等证。外用还可收湿敛疮，为治湿疮湿疹及疮疡溃烂的常用药。《神农本草经》云："主妇女赤白漏下经汁，血闭，阴蚀肿痛，寒热，癥瘕，无子。"《要药分剂》云："通经络，去寒湿。"实验研究表明：海螵蛸有明显的促进骨缺损修复作用，其能促进纤维细胞和成骨细胞增生与骨化；刘老临床上治疗膝关节半月板损伤及退行性骨性关节病等涉及关节软骨等喜用乌贼骨，常用量30g，极量60g，儿童酌减；刘老强调半月板损伤及关节软骨修复等需重用乌贼骨。

骨碎补，又名申姜，苦温，入肝肾经，既善活血疗伤止痛、续筋接骨，治跌扑闪挫、筋伤骨折、瘀肿疼痛，又善益肾强骨，为治肾虚腰痛、足膝痿弱及耳鸣耳聋诸症之良药。《本草图经》云："治闪折筋骨伤损。"《药性论》云："主骨中毒气，风血疼痛，五劳六极。"《开宝本草》云："主破血，止血，补伤折。"《本草述》云："治腰痛行痹，中风鹤膝风挛气证。"《本草正》云："疗骨中邪毒，风热疼痛，或外感风湿，以致两足痿弱疼痛。"《本草新编》云："骨碎补，味苦，气温，无毒。入骨，用之以补接伤碎最神。疗风血积疼，破血有功，止血亦效。同补血药用之尤良，其功用真有不可思议之妙；同补肾药用之，可以固齿；同失血药用之，可以填窍，不止祛风接骨独有奇功也。"以上说明骨碎补为骨伤科续筋接骨疗伤之良药。

骨碎补为刘老临证中喜用的一味药，因其能补肾续筋接骨、祛风活血止痛，其苦温性降，不但能补肾，还能收浮阳兼活血而喜用，除在各类骨折时应用外，在伤筋骨病中经常能看到刘老应用，比如腰椎间盘突出症、腰椎管狭窄属肾虚腰痛症及膝关节半月板损伤、滑膜炎等症，可见，骨碎补为治疗脊柱疾病之要药，骨关节疾患等骨伤科常用药之一。

实验证实：骨碎补水煎剂能促进骨钙吸收，同时提高血钙血磷水平，有利于骨钙化和骨质的形成；对骨关节软骨细胞有刺激细胞代偿性增生的作用，并能部分改善由于力学力线改变造成的关节软骨的退行性病变。刘老治疗退行性骨关节病常用量为15g，极量25g，儿童酌减。

乌贼骨咸涩，长于入肝经走血分，善于收涩，固精止带、收敛止血、制酸止痛，而骨碎补苦温，入肝肾经善行，善活血疗伤止痛、接骨续筋；二药相伍，一收一行，共奏接骨续筋、瘀去新生之功。

11. 金毛狗脊、川杜仲

金毛狗脊、川杜仲——补肝肾、强腰膝。狗脊、杜仲是刘老依据《素问·上古天真论》中随着年龄增长，肾中精气日渐衰减及"肾主骨"理论，临床上治疗腰膝疼痛，尤其是在老年退行性骨关节疾病中喜用的一对对药。刘老提为："肾主骨生髓，年少者肾阳升发，骨升髓长，肾阴充盈，髓充骨壮，年老则肾亏阴损，阳气虚浮，骨生旁赘，髓减骨衰，故退行性骨关节疾病出现的腰膝疼痛、活性受限责之于肾。"及"治肾亦即治骨"的理论思想。

《素问·逆调论》："肾不生，则髓不能满"，说明肾与骨髓的关系甚为密切。《素问·脉要精微论篇》云："腰者肾之府，转摇不能，肾将惫矣。"说明腰活动受限责之于肾，多源于肾亏。正如《诸病源候论》所云："夫腰痛，皆由伤肾气所为。"《医林绳墨》也云："故大抵腰痛之证，因于劳损而肾虚者甚多。"

狗脊甘温味苦，入肝肾经，苦能燥湿，甘能养血，温能益气，有温而不燥，补而能走，走而不泄的特点。对肝肾不足兼风寒湿邪之腰脊强痛、不能俯仰、足膝软弱，尤其对于风湿日久、关节屈伸不利等最为适宜，为治疗脊柱疾病常用药物。刘老临床上常用量是20g，极量30g。对于狗脊的论述，各家基本都是以补肾，强腰膝为主，而治疗骨伤科关节及相关疾患。

《神农本草经》云："主腰背强，关节缓急，周痹，寒湿膝痛。颇利老人。"《名医别录》云："疗失溺不节，男女脚弱腰痛，风邪淋露，少气目暗，坚脊，利俯仰，女子伤中，关节重。"《本草纲目》云："强肝肾，健骨，治风虚。"

杜仲味甘性温，入肝肾经，肝主筋、肾主骨，肾充则骨强，肝充则筋健。脊柱乃筋骨聚集之处，筋骨病变繁多，因而本品乃治疗各种脊柱病变的要药。《神农本草经》云："主腰脊痛，补中益精气，坚筋骨，强志。"另外，凡腰腿部创伤、骨折后期筋骨无力及损伤后遗症均可用之。炒用治疗损伤性胎动不安或习惯性流产。刘老临床上常用量为20g。

《本草汇言》云："凡下焦之虚，非杜仲不补；下焦之湿，非杜仲不利；足胫之酸，非杜仲不去；腰膝之痛，非杜仲不除……补肝益肾，诚为要药。"《名医别录》云："主脚中酸痛，不欲践地。"《药性论》云："治肾冷臀腰痛，腰病人虚而身强直，风也。腰不利加而用之。"《日华子本草》云："治肾劳，腰脊挛。"《玉楸药解》云："益肝肾，养筋骨，去关节湿淫。治腰膝酸痛，腿足拘挛。"

狗脊甘温味苦，入肝肾经，除善祛脊背之风寒湿邪外，又善补肝肾、强腰膝、祛风湿、利关节、镇疼痛；杜仲补肝肾、强筋骨、降血压，善走经络关节之中；二药伍用，其功益彰，补肝肾、壮筋骨、祛风湿、强腰膝之力量增强。

12. 穿山甲、皂角刺

穿山甲、皂角刺——活血散瘀、消肿溃坚。穿山甲、皂角刺是刘老临床上治疗骨伤科肿瘤、腱鞘囊肿、腘窝囊肿等骨伤科肿块常用药。刘老认为："症瘕积聚乃气血痰湿凝聚而成，非破血消癥之药不能破除。"诚如《杂病源流犀烛·筋骨皮肉毛发病源流》所云："肝之经脉不调，气血失节，往往有筋结之患，不论骸体间，累累若胡桃块状是也。"故治当以调肝散结为大法。《灵枢·痈疽》云："以手按之，坚有所结，得中骨气，因于骨，骨与气并，日以益大，则为石疽。"隋·巢元方在《诸病源候论·石痈》中写道："石痈者……其肿结确实，至牢有根，皮核相亲"及"坚如石核者复大，色不变或作石痈，坚如石，不作脓……"以上多为描述肿瘤的表现特征及治疗方法。

穿山甲咸寒，性善走窜，内通脏腑，外透经络，功善活血消癥、通经下乳、消肿溃痈，治癥瘕痞块及瘀血经闭、风湿痹痛、肢体拘挛或强直疼痛、不得屈伸，痈肿疮疡等症。

《医学衷中参西录》云："穿山甲，味淡性平，气腥而窜，其走窜之性，无微不至，故能宣通脏腑，贯彻经络，透达关窍，凡血凝血聚为病，皆能开之。以治疗痈，放胆用之，立见功效。并能治癥瘕积聚，周身麻痹，二便秘塞，心腹疼痛。"

《本草纲目》云："除痰疟寒热，风痹强直疼痛，通经脉，下乳汁，消痈肿，排脓血，通窍杀虫。"

《本草再新》云："搜风去湿，解热败毒。"

刘老临床上常用量是 5～15g，儿童酌减；因穿山甲为国家二级保护动物，而且市场上价格比较昂贵，故现在刘老临床上用得比较少，一般以京三棱、蓬莪术、山慈菇等药物代替。

皂角刺，辛散温通，药力锐利，直达病所。功专拔毒搜风、消肿排脓。

《本草纲目》云："治痈肿，妒乳，风疠恶疮，胞衣不下，杀虫。"

《本经逢原》云：“肿疡服之即消，溃疡服之难敛，以其性善开泄也。”

《本草汇言》云：“皂荚刺，拔毒祛风。凡痈疽未成者，能引之以消散，将破者，能引之以出头，已溃者能引之以行脓。于痈毒药中为第一要剂。”

《医学入门》云：“皂刺，凡痈疽未破者，能开窍；已破者能引药达疮所……乃诸恶疮癣及疠风要药也。”

刘老临床上常用量是15g，极量30g，儿童酌减。

穿山甲活血散瘀、消肿溃坚，皂角刺性极锐利，搜风败毒，消肿排脓。二药伍用，走窜行散，攻通透达，活血散瘀、消肿溃坚，散结通络之力益彰。

13. 生牡蛎、夏枯草

生牡蛎、夏枯草——软坚散结。生牡蛎、夏枯草是刘老临床上治疗陈旧性关节扭挫伤、踝关节创伤性关节炎、踝关节滑膜炎、踝关节肿胀不消喜用的一对药。刘老认为：“陈旧性踝关节扭挫伤后青紫瘀肿，肿胀不消，功能障碍，除有瘀血外，还应责之于肝。因肝主筋，凡是筋的问题，都应调肝。”

夏枯草，既善清泄肝火，为治肝火目赤、目珠疼痛之要药。又能清热消肿散结，为治痰火凝结之瘰疬、瘿瘤所常用。

《滇南本草》云：“治目珠胀痛，消散瘰疬、周身结核、手足周身筋骨酸疼。”及“行肝气，开肝郁，止筋骨疼痛、目珠痛，散瘰疬、周身结核。”

《本草纲目》云：“能解内热，缓肝火。”

《生草药性备要》云：“去痰消脓。治瘰疬，清上补下，去眼膜，止痛。”

《神农本草经》云：“主寒热、瘰疬、鼠瘘、头疮，破癥，散瘿结气，脚肿湿痹。”

《本草从新》云：“治瘰疬、鼠瘘、瘿瘤、癥坚、乳痈、乳岩。”

《本草通玄》云：“夏枯草，补养厥阴血脉，又能疏通结气。”

刘老临床上夏枯草清肝火、散瘀结常用量15g，极量30g。

牡蛎咸涩微寒，质重沉降，生用为平肝潜阳之要药，善治阴虚阳亢，头晕目眩之证，又长于软坚散结，常治痰核、瘰疬、癥瘕之疾。

《本草备要》云：“咸以软坚化痰，消瘰疬结核，老血疝瘕。涩以收脱，治遗精崩带，止嗽敛汗，固大小肠。”

《汤液本草》云：“牡蛎，入足少阴，咸为软坚之剂，以柴胡引之，故能去胁下之硬；以茶引之，能消结核；以大黄引之，能除股间肿；地黄为之使，能益精收涩、止小便，本肾经之药也。”

《珍珠囊》云：“软痞积。又治带下，温疟，疮肿，为软坚收涩之剂。”

《本草纲目》云：“化痰软坚，清热除湿，止心脾气痛，痢下，赤白浊，消疝瘕积块，瘿疾结核。”

刘老临床上生牡蛎软坚散结常用量50g，刘老说类似牡蛎质重沉降贝壳类药要重用，因其水煎后，有效成分煎出较少。

现代医学研究证明牡蛎能强肝解毒、淤血净化、促进新陈代谢、恢复疲劳、提高免疫等作用。

14. 桑椹、生山楂

桑椹、生山楂——化瘀开郁、补益肝肾、滑利关节。桑椹、生山楂是临床上刘老用来治疗肩关节周围炎等骨伤科疾病的常用药。肩关节周围炎又称为“冻结肩”、“肩凝症”、“漏肩风”、“五十肩”、“肩痹”等，其为肩关节周围关节囊及其周围韧带、肌腱和滑囊等发生的慢性非特异性炎症，一般好发于50岁左右的中年人，女性多见，临床上以肩痛、肩关节多方向活动受限等为主要特征。中医学中将其归属为“痹证”范畴。刘老依《素问·上古天真论》中提出的“随着年龄的增长，肾气逐渐亏虚”理论，认为：“五旬之人，肾气不足，气血渐亏，加之长期劳累或因肩部受寒致寒凝筋膜、气血滞涩不通而引起。其外因是寒湿之邪侵袭、劳损，内因是肝肾不足、气血虚弱、血不荣筋。”《中藏经·五痹》云：“肾气内消……精气日衰，则邪气妄入。”宋·王怀隐《太平圣惠方》云：“夫劳倦之人，表里多虚，血气衰弱，腠理疏泄，风邪易侵……随其所感，而众痹生焉。”以上更多强调的是本为肾气亏虚，又有外邪等入侵为标致使关节活动受限。

《儒门事亲》云：“此疾之作，多在四时阴雨之时，及三月九月，太阴寒水用事之月，故草枯水寒如甚，或濒水之地，劳力之人，辛苦失度，触冒风雨，寝处潮湿、痹从外入。”《普济方》云：“此病盖因久坐湿地，及曾经冷处睡卧而得。”此更多强调的是外邪致病的重要性。

刘老临床中以据“肾主骨、肝主筋”理论，应用桑椹、生山楂来治疗肩关节周围炎，效果显著。

桑椹甘寒质润，既能滋阴补血，又能生津止渴、润肠通便，可用于阴血亏虚之眩晕、目暗耳鸣、须发早白、肠燥便秘及津伤口渴、消渴等证。

《滇南本草》云：“益肾脏而固精，久服黑发明目。”

《随息居饮食谱》云：“滋肝肾，充血液，祛风湿，健步履，息虚风，清虚火。"

中医认为，肝主藏血、肾主生髓，是人身能量储存基地。桑椹性味甘寒、具有补肝益肾、滑利关节的功效。

《本草拾遗》云："利五脏关节，通血气。"

《本草述》云："乌椹益阴气便益阴血，血乃水所化，故益阴血，还以行水，风与血同脏，阴血益则风自息。"

《本草经疏》云："桑椹，甘寒益血而除热，为凉血补血益阴之药，消渴由于内热，津液不足，生津故止渴。五脏皆属阴，益阴故利五脏。阴不足则关节之血气不通，血生津满，阴气长盛，则不饥而血气自通矣。热退阴生，则肝心无火，故魂安而神自清宁，神清则聪明内发，阴复则变白不老。"刘老临床上常用量是50g。

实验研究发现："桑椹对脾脏有增重作用，对溶血性反应有增强作用，可防止人体动脉硬化、骨骼关节硬化，促进新陈代谢。它可以促进血红细胞的生长，防止白细胞减少，并对治疗糖尿病、贫血、高血压、高血脂、冠心病、神经衰弱等病症具有辅助功效。"

现代医学证明，桑椹具有增强免疫、促进造血红细胞生长、防止人体动脉及骨骼关节硬化、促进新陈代谢等功能。

生山楂酸甘微温，味酸入肝，既善行气散瘀，疗瘀阻肿痛，可通行气血、化瘀散结而止痛；甘温入脾，又善消食化积而健脾胃、消一切饮食积滞，疗脘腹胀满、嗳腐吞酸、腹痛便溏等症。

《本草纲目》云："化饮食，消肉积，癥瘕，痰饮痞满吞酸，滞血痛胀。"

《本草求真》云："山楂所谓健脾者，因其脾有食积，用此酸咸之味，以为消磨，俾食行而痰消，气破而泄化，谓之为健，止属消导之健矣。"

《日用本草》云："化食积，行结气，健胃宽膈，消血痞气块。"

《食鉴本草》云："化血块，气块，活血。"

《医学衷中参西录》云："山楂，若以甘药佐之，化瘀血而不伤新血，开郁气而不伤正气，其性尤和平也。"

现代研究发现：山楂有活血化淤的功效，有助于解除局部淤血状态，对跌打损伤有辅助疗效；

刘老临床上常用量为50g。

山楂味酸性温，气血并走，化瘀血而不伤新血，开郁气而不伤正气，补益肝肾、滑利关节。桑椹甘寒，补肝益肾、滋阴补血，补而不腻。桑椹、生山楂相配伍，一温一寒，一化一补，共奏化瘀开郁、滑利关节之功效。

15. 京三棱、蓬莪术

三棱、莪术——破血行气、化积消块。刘老临床上常用其治疗关节瘀肿、肿胀难消、肿瘤及血瘀气滞之骨伤科疾病。刘老认为："因损伤气血后，血行不畅而成积瘀，瘀久势必阻碍气机，气机郁滞反又加重瘀块形成，非破血消积之法不能除。"

三棱苦平降泄，入肝脾血分，破血中之气，功专破血祛瘀、行气止痛、化积消块，用于血瘀气结之重症，疗以血瘀经闭、腹中包块、产后瘀滞腹痛，以及饮食停滞、胸腹胀满疼痛之症；又可用于肝脾肿大、胁下胀痛、跌打损伤、疮肿坚硬。《日华子本草》云："治妇人血脉不通，心腹痛，落胎，消恶血，补劳，通月经，治气胀，消扑损瘀血，产后腹痛，血运，并宿血不下。"《开宝本草》云："老癖癥瘕，积聚结块，产后恶血血结，通月水，堕胎，止痛利气。"《本草纲目》云："通肝经积血，女人月水，产后恶血。"实验研究证实，本品水煎剂可抑制血小板聚集，使动物血栓形成时间明显延长，血栓长度缩短。还可直接破坏肿瘤细胞，对实验动物肿瘤模型有一定的抑制作用。

莪术辛温行散，苦温降泄，入肝脾气分，功专行气破血、散瘀通经、消积化食，为破血消癥之要药，药力颇强。凡瘀血气滞重症每用，既疗血瘀气结之癥瘕积聚、肿块等症，又治宿食不消之脘腹胀痛及跌打损伤诸证。另外，还有抗肿瘤作用，用于各种肿瘤。唯易伤正气，用时宜慎重。

《药性论》云："治女子血气心痛，破痃癖冷气，以酒醋摩服。"

《日华子本草》云："治一切气，开胃消食，通月经，消瘀血。"

《药品化义》云："蓬术味辛性烈，专攻气中之血，主破积消坚，去积聚癖块，经闭血瘀，扑损疼痛。"《汤液本草》云："蓬莪茂色黑，破气中之血，入气药发诸香。"

《萃金裘本草述录》云："破气中之血，血涩于气中则气不通，此味能疏阳气以达于阴血，血达而气乃畅，故前人谓之益气。"

《医家心法》云："广茂即莪术，凡行气破血，消积散结皆用之。"

实验证实：莪术水提取液能够抑制血小板聚集和抗血栓形成，并能明显降低血液黏度，以及缩短红细胞的电泳时间。除此之外，实验还证实莪术挥发油对肿瘤的生长有明显抑制和破坏作用，发现肿瘤明显缩小者，可见瘤组织周围纤维细胞增多，不同浓度的莪术油对瘤细胞均有明显的直接破坏作用，有作用快而强的特点。治疗后发现肿瘤细胞表现核质比例减少，核外形趋向正常，染色质、核仁和染色质间颗粒数量减少，故认为莪术对小鼠肉瘤的细胞核代谢有抑制作用。

三棱、莪术相互配伍原方名为三棱丸，出自《经验良方》，用于治疗血滞经闭腹痛。张锡纯谓："三棱、莪术，若治陡然腹胁疼痛，由于气血凝滞者，可单用三棱、莪术，不必以补药佐之；若治瘀血积久过坚者，原非数剂所能愈，必以补药佐之，方能久服无弊。""三棱气味俱淡，微有辛意；莪术味辛苦，气微香，亦微有辛意，性皆微温，为化瘀血之要药。以治男子疝癖，女子癥瘕，月经不通，性非猛烈而建功甚速。其行气之力，又能治心腹疼痛，胁下胀痛，一切血凝气滞之症。"

三棱苦平辛散，入肝脾血分，为血中气药，长于破血中之气，以破血通经；莪术苦辛温香，入肝脾气分，为气中血药，善破气中之血，以破气消积。二药伍用，气血双施，活血化瘀、行气止痛、化积消块。

刘老常用量10g，极量15g。儿童酌减。莪术有耗气伤血之弊，中病即止，不宜过量或久服。月经过多及孕妇忌服。正如《药性通考》所云："乃攻坚之药，可为佐使，而不可久用。"《本草正》亦云："性刚气峻，非有坚顽之积，不宜用。"

16. 葛根、川芎

葛根、川芎——舒头项强痛。葛根、川芎是刘老临床上用于治疗颈椎病中出现头项强痛，而舒颈清眩时常用的一对药，尤其是当患者出现头项强痛伴发肝阳上亢、津液亏虚之高血压、冠心病时效果显著。刘老认为："素有肝肾亏虚，外有外伤劳损、风寒湿邪侵袭，邪侵足太阳膀胱经，经脉不利，故头项强痛等症。"

《证治准绳》云："颈项强急之证，多由邪客三阳经也，寒搏则筋急，风搏则筋弛，左多属血，右多属痰。"这句话的意思是说一侧颈部肌肉紧张，另一侧松弛，左右肌力不协调，颈椎力学平衡失调，导致颈椎失稳，椎间关节紊乱而促发颈椎病。

现代医学认为，风寒湿邪可使局部肌肉张力增高，血运障碍，代谢产物堆积，刺激椎动脉或交感神经而引起颈椎病。

刘老临证中应用葛根、川芎配伍治疗各种原因引起的头项强痛伴发头晕、头痛、血压增高等，尤其是随着年龄增长而出现的颈椎退行性病变，可明显改善头项强痛等症状。

葛根辛甘凉，入脾胃经，轻扬升发，既能发表散邪、解肌退热、透发麻疹，以治表证发热无汗、头痛、项背强痛等症；又能疏通足太阳膀胱经之经气，生发清阳，以疗清阳不升所致头晕、头痛、疹出透发不畅等症，还可鼓舞脾胃清阳之气上升而生津止渴、止泻止痢。

《神农本草经》云："主消渴，身大热，呕吐，诸痹，起阴气，解诸毒。"

《本草正》云："虽善达诸阳经，而阳明为最，以其气轻，故善解表发汗。"

经现代中药研究证实：葛根内含黄酮类物质大豆素、大豆苷、葛根素及大量淀粉等成分。通过动物实验证实：葛根能扩张冠状动脉和脑血管，增加血流量，改善冠状动脉及脑循环，能降低心肌耗氧量，有明显的降压作用，并能降低血糖，有较明显的解热作用，以及缓解肌肉痉挛的作用。

刘老临床上常用量是 20g。

川芎辛散温通，走而不守，入肝胆心包经。能上行巅顶，下走血海，旁通四肢，外彻皮毛，为"血中之气药"，具有良好的活血行气、祛风止痛之功效，对于血瘀气滞兼寒凝者用之最宜，尤善治妇女血瘀气滞经产诸证，为妇科活血调经要药以及头痛、目痛、跌打损伤、风湿痹痛等症；其治头痛，无论风、寒、湿、热、虚、血瘀所致，皆可随证选用。而且，其在活血药中使用可增强散血行气之功；在补血药中使用，能通达气血，祛瘀生新，补而不滞。

《神农本草经》云："主中风入脑，头痛，寒痹，筋挛缓急，金疮，妇人血闭无子。"

《珍珠囊》云："上行头角，助清阳之气，止痛；下行血海，养新生之血调经。"

《本草备要》云："搜风散瘀，止痛调经。"

《日华子本草》云："治一切风，一切气，一切劳损，一切血，补五劳，壮筋骨，调众脉，破症结宿血，养新血。"

经现代中药研究证实：川芎中内含川芎嗪等多种生物碱成分。通过动物实验证实川芎能扩张冠状动脉，增加冠状动脉血流量，降低心肌耗氧量，改善微循环，降低血小板表面活性，抑制血小板聚集等作用。

刘老临床上常用量是 15g。

葛根辛甘凉，轻扬升发，发表解肌、透发麻疹；川芎辛散温通，走而不守，活血行气、祛风止痛，能上行颠顶，下走血海，旁通四肢，外彻皮毛，为"血中之气药"，二者伍用，一温一凉，共奏舒头项强痛之功。

17. 制附子、肉桂

制附子、肉桂——温阳。制附子、肉桂是刘老临床上治疗机体阳气不足所致的各种骨伤科疾病常用的一对药。刘老认为："阳气衰则血行不畅，温煦气化不足，则经脉失于濡养，寒邪乘隙内侵，寒主收引，寒邪闭阻经脉，经脉不通起初出现肢体关节冷痛、活动不利，久则出现筋脉挛急，关节拘挛难以屈伸活动等，故治则宜兴阳治骨。"《素问·生气通天论》云："阳气者若天与日，失其所则折寿而不彰，故天运当以日光明。是故阳因而上，卫外者也。"人以阳气为本，有阳气则生，无阳气则死。阳气盛则健，阳气衰则病。《素问·举痛论》云："经脉流行不止，环周不休。寒气入经而稽迟，泣而不行，客于脉外则血少，客于脉中则气不通，故卒然而痛。"人体经脉中的气血流行不止，如环无端，如果寒邪侵入了经脉，则经脉气血的循行迟滞，凝涩而不畅行，故寒邪侵袭于经脉内外，则使经脉凝涩而血少，脉气留止而不通，所以突然作痛。

附子辛甘热，有毒力猛，入心肾脾经；既善上助心阳、中温脾阳、下补肾阳，而奏回阳救逆之功，又善峻补元阳，益火消阴。既为治亡阳证之主药，又为治肾阳虚、脾阳虚、心阳虚等阳虚诸证之良品。且秉性纯阳，散寒力大，温散走窜，亦为散阴寒、除风湿、止疼痛之猛药，善治寒湿痹痛及阳虚外感等。唯性燥烈而有毒，用当宜慎。

《神农本草经》云："主风寒咳逆邪气，温中，金疮，破癥坚积聚，血瘕，寒湿痿躄，拘挛膝痛，不能行走。"

《本草汇言》云："附子，回阳气，散阴寒，逐冷痰，通关节之猛药也。诸病真阳不足，虚火上升，咽喉不利，饮食不入，服寒药愈甚者，附子乃命门主药，能入其窟穴而招之，引火归源，则浮游之火自熄。凡属阳虚阴极之候，肺肾无热证者，服之有起死之殊功。"

《本草正义》云："附子，本是辛温大热，其性善走，故为通行十二经纯阳之要药。外则达皮毛而除表寒，里则达下元而温痼冷，彻内彻外，凡三焦经络，诸脏诸腑，果有真寒，无可不治。但生者尤烈，如其群阴用事，汩没真阳，地加于天，仓猝暴病之肢冷肤清，脉微欲绝，或上吐下泻，澄澈清冷者，非生用不为功。而其他寒病之尚可缓缓图功者，则皆宜炮制，较为驯良。"

肉桂辛甘热，归脾肾心经，其性纯阳温散，善补命门之火，益阳消阴，并能引火归源，为治命门火衰及虚阳上浮诸证之要药；又善温脾胃、散寒邪，为治脾胃寒证及脾肾阳虚证之常用药；且散血分阴寒而温通经脉功胜，可治寒凝血滞诸痛，尤善治风湿痹痛、经闭痛经及胸痹心痛。此外，取其甘热助阳补虚，辛热散寒通脉，常用治阴疽，或气血虚寒所致痈肿脓成不溃或溃久不敛及气血虚衰证。

《名医别录》云："主温中……坚骨节，通血脉，理疏不足，宣导百药。"

《本草汇言》云："肉桂，治沉寒痼冷之药也。凡元虚不足而亡阳厥逆，或心腹腰痛而呕吐泄泻，或心肾久虚而痼冷怯寒……或气血冷凝而经脉阻遏，假此味厚甘辛大热，下行走里之物，壮命门之阳，植心肾之气，宣导百药，无所畏避，使阳长则阴自消，而前诸症自退矣。"

《本草汇言》云："大补命门相火，益阳治阴。凡沉寒痼冷，营卫风寒、阳虚自汗、腹中冷痛、咳逆结气、脾虚恶食、湿盛泄泻、血脉不通、胎衣不下、目赤肿痛，因寒而滞而得者，用此治无不效。"

制附子辛甘热，有毒力猛，性走不守，既善上助心阳、中温脾阳、下补肾阳，又善峻补元阳，通行十二经脉；肉桂辛甘热，性守不走，其性纯阳温散，善补命门之火，益阳消阴，并能引火归源，二药伍用，一走一守，其功益彰，阳气得温，寒邪得逐。

刘老治疗颈腰椎疾病善用附子、肉桂，临床上成人常用治疗量炙附子15g，肉桂10g，根据情况酌减。刘老说："此类疾病非附子、肉桂不可。"

刘老在临证中于补肾阴药中总是加入制附子、肉桂，寓于阴中求阳、阳中求阴之理，如明·张介宾在《景岳全书·新方八阵·补略》中说："善补阳者，必于阴中求阳，则阳得阴助而生化无穷；善补阴者，必于阳中求阴则阴得阳生，而泉源不竭。"此语在补益阴阳方面一直为后世医者所重视而指导着临床实践，已成为广为传颂的名言，所以有必要让我们认真学习领会，努力继承和发扬以为我所用。

第三节　刘柏龄学术思想为指导特色诊疗技术简介

一、折骨伤筋病，手法先行

手法是指医师用手指掌腕等部位运用一定的操作技巧作用于患者体表或穴位，循经传导，由表入里，从而达到治疗疾病的一种方法，在骨伤科临床治疗中占有重要地位。刘老尤其强调手法在临床中的应用，独创的"二步十法治疗腰椎间盘突出症"为北方流派独特的治疗方法，在临床上得到广泛的应用，并取得良好的治疗效果。

二步十法治疗腰椎间盘突出症

当前国内普遍开展了针对腰椎间盘突出症的推拿治疗，并对推拿治疗腰椎间盘突出症的机制进行了多方面的研究，使推拿的疗效不断提高。各地报道临床疗效较肯定，有效率多在90%以上，临床治愈率在50%以上。但有10%左右的患者推拿无效，或加重症状，甚至出现部分肢体瘫痪和二便功能障碍。影响临床疗效的因素主要有两个方面：一是手法的质量、熟练程度；二是适应证的选择。《医宗金鉴·正骨心法要旨》曰："……但伤有轻重，而手法各有所宜。其痊可以迅速，及遗留残疾与否，皆关乎手法之所施得宜，或失其宜，或未尽其法也。"刘柏龄教授充分认识到各种的手法的优缺点，结合多年临床经验，博采众家之长，遵循"因人而治，因病而治，因部位而治"的理念创立"二步十法"治疗腰椎间盘突出症。

二步十法治疗腰椎间盘突出症为北派代表手法。第一步运用按、压、揉、推、滚五个轻手法。第二步运用摇、抖、搬、盘、运五个重手法。该方法疗效确切，安全有效，临床应用取得了良好的治疗效果。

（一）手法的作用机制

1. 活血化瘀，消肿止痛

手法治疗可以促进局部血液循环和淋巴回流，使气血运行通畅，加强局部气血循环，促使受损伤的肌肉、韧带及神经根恢复正常功能。

2. 降低内压，增加外压

由于腰椎间盘内长期高压，加之纤维环退变、破裂，导致髓核突出、刺激神经。手术治疗可以降低椎间盘内压力，增加椎间盘外压力，促使髓核还纳，为纤维环的修复创造有利条件，或挤破突出之髓核，减缓其张力。

3. 舒筋通络，解除痉挛

因急性损伤或慢性劳损所致的疼痛可以广泛的反射引起局部肌肉、筋脉痉挛，痉挛又进一步加重疼痛，恶性循环导致肢体的正常活动受到影响。手法可以直接作用于痉挛的肌肉、筋脉，使患处脉络通畅，疼痛减轻，为组织修复和肢体功能的恢复创造条件。

4. 理顺筋络，整复错位

纠正脊柱结构力学平衡的紊乱，恢复脊柱力学的内外平衡状态，缓解或消除神经根刺激反应。突出间盘组织能否还纳问题，一直是医学界争论的焦点，有人认为"突出"不能还纳，有人认为可以还纳。周志祥等对比了21例手法治疗前后CT检查结果，认为手法可以部分或完全还纳突出的间盘组织，且复位程度的好坏与临床治疗效果呈正相关。不管是否能还纳，手法治疗本病的疗效是肯定的。其确切机制尚有待于进一步探讨。

5. 通经活络，祛风散寒

腰椎间盘突出以后常表现为肢体麻痹疼痛等症，得温痛减，遇冷痛剧。而手法治疗具有镇痛、止痛的作用，如点穴就是利用手法刺激相应穴位，使之得气或局部反复强刺激，起到调和气血、温经通络、散寒除痹的功效。

6. 改变位置，松解粘连

腰椎间盘突出症腰痛、下肢痛的主要原因有三种机制：①突出物直接卡压神经根出现的压迫症状；②突出物压迫神经根导致神经缺血缺氧进而出现疼痛症状；③突出局部炎性因子释放刺激神经出现疼痛症状。手法治疗可以改变突出物与神经根的位置关系，松解粘连，解除或减轻对神经根的压迫，使神经根远离炎性部位，进而缓解疼痛。

（二）手法的适应证

初次发作，病程较短，或病程虽长但症状轻的单侧突出。

（三）手法的禁忌证

（1）中央型间盘突出者。但有人认为，对急性发作、病程较短、突出的间盘纤维环尚未破裂，髓核组织与硬脊膜粘连的中央型，仍可采用适当的推拿手法治疗。

（2）骨质增生明显，或突出物有钙化者。

（3）伴严重的椎管狭窄者，禁用重推拿和抖腰、斜扳、旋转等粗暴动作。

（4）病程较长，症状反复发作，或多次手法治疗不佳者

（5）有严重的重要脏器疾病、高血压、出血性疾病、高热及妇女妊娠、月经期。

（6）椎体骨折、椎板骨折，或伴有脊椎滑脱症。

（7）脊柱有占位性病变、炎症等器质性病变。

（四）推拿手法操作

1. 术前准备

让患者排空大小便，脱去外衣，俯卧于手术床上，小腿部垫枕，两手平放于身旁，使肌肉放松，在舒适的体位下接受治疗。术者手要擦干，有汗时会影响效果。

2. 推拿手法及步骤

推拿过程分两步进行，每步五法（简称二步十法）。手法要轻而不浮，重而不滞，稳准有力，柔和持久，循序渐进。

（1）第一步运用按、压、揉、推、滚5种轻手法。

1）按法。术者以两手拇指指腹自患者上背部沿脊柱两旁足太阳膀胱经的第2侧线，自上而下地按摩至腰骶部，连续3次。操作时要求紧贴治疗部位，不可移动，用力由轻到重，不可暴力。

按法具有松弛肌肉、开通闭塞、活血止痛、温经散寒的作用。

2）压法。术者两手交叉，右手在上，左手在下，以手掌自患者第1胸椎沿棘突向下按压至骶部，左手按压时稍向足侧用力，连续3次。操作时要求紧贴治疗部位，用力由轻到重，不可暴力。

压法具有松弛肌肉、活血止痛、温经散寒的作用。

3）揉法。术者单手张开虎口，拇指与中指吸定于两侧肾俞穴，做轻揉和缓的回旋动作，逐渐用力。操作时要求腕部放松，以前臂带动腕部和掌指关节活动，着力部位要吸定皮肤并带动皮下组织一起运动。

揉法刺激柔和，具有活血祛瘀、消肿止痛、放松肌肉、缓解痉挛的作用。

4）推法。术者以两手大鱼际自腰骶部中线向左右两侧分推。操作时要求紧贴体表，用力要稳，速度要缓慢而均匀。

推法具有疏通经络、理筋活血、活血散瘀、缓解痉挛的作用。

5）滚法。术者以一手呈半握拳状，以手的尺侧缘或3~5掌指关节背侧，沿患者足太阳膀胱经的经线自上而下地滚动，至腰部时稍加力，直至下肢（患侧）足跟部，反复3次。操作时要吸定于体表，以使产生压力的轻重交替而持续不断地作用于治疗部位，不可跳动或拖泥带水。

滚法具有舒筋活血、调和营卫、滑利关节的作用，可以有效缓解肌肉痉挛，增强肌肉、韧带的活动能力，促进血液循环及消除肌肉疲劳的作用。

（2）第二步运用摇、抖、扳、盘、运5种重手法。

1）摇法。术者两手掌置于患者腰臀部，推摇患者身躯，使之左右摆动，连续数次。操作时要求动作缓和，用力沉稳，摇动方向及幅度须在患者生理许可范围内，由小到大。

摇法具有滑利关节、增强关节活动功能的作用。

2）抖法。术者立于患者足侧，以双手握住其双踝，用力牵伸与上下抖动，使患者身体抖起呈波浪形活动，连续3次。操作时要求抖动幅度要小，频率要快。

抖法具有调和气血、舒筋通络的作用。

3）扳法。分俯卧扳法和侧卧扳法两种，俯卧扳法又分扳腿法和扳肩法。

A. 俯卧扳法

俯卧扳腿法。术者一手按压患者第3、4腰椎，一手托对侧膝关节，使关节后伸至一定程度，双手同时相对交错用力。恰当时可听到弹响声，左右各做1次。

俯卧扳肩法。术者一手按压于患者第4、5腰椎处，一手扳起对侧肩部，双手同时交错用力，左右各做1次。

B. 侧卧扳法。患者侧卧，健肢在下伸直，患肢在上屈曲。术者立于患者腹侧，屈双肘，一肘放于患者髋骨后外缘，一肘放于患者肩前（与肩平），相互交错用力。然后换体位，另侧再做一次。

扳法具有舒筋通络、滑利关节、纠正解剖位置失常的作用。

4）盘法。分仰卧盘腰与侧卧盘腿两种。

A. 仰卧盘腰法。患者仰卧屈膝、屈髋，术者双手握其双膝，使贴近胸前，先左右旋转摇动，然后推动双膝，使腰及髋、膝过度屈曲，反复做数次。继之以左手固定患者右肩，右手向对侧下压双膝扭转腰部。然后换右手压患者左肩，左手向相反方向下压双膝，重复1次。

B. 侧卧盘腿法。患者侧卧，健腿在下伸直，患肢在上屈曲。术者站于患者腹侧，一手从患腿下绕过按于臀部，前臂托拢患者小腿，以腹部贴靠于患者膝前方；一手握膝上方，前后移动躯干，使患者骨盆产生推拉动作带动腰椎的活动。然后嘱患者屈髋，使膝部贴胸。术者一手向下方推屈膝部，一手拢住臀部，以前臂托高小腿，在内旋的动作下，使患肢伸直。

盘法具有舒筋活血、松弛肌肉、缓解紧张的作用。

5）运法。术者以左手握患者膝部，右手握其踝部，运用徐缓加提手法，使患肢做屈曲伸直动作，徐缓地抬高并伸展。操作时要求用力要稳，速度要缓慢而均匀。

运法具有舒筋活血、松弛神经、缓解痉挛的作用。

3. 术后处理

术后卧床休息 30min 即可活动，每天有规律地做腰背肌锻炼，但应避免在腿伸直姿势下搬取重物，以防扭伤腰部，引起病情加重或复发。另外，应注意汗后避风冷，预防感冒。

二、调肾为主，重视阴阳

（一）复肢胶囊治疗股骨头无菌性坏死

从疾病的病因病理及辨证施治方面入手研究，并在国内首先提出了一整套对股骨头坏死的病因病机、诊断及治疗的独特方法及诊治标准，其诊疗规范已作为中华中医药学会标准在业内实施。研制的治疗股骨头坏死的"复肢胶囊"系列新药，获国家药品监督局临床研究批号。

（二）骨质增生止痛丸治疗骨性关节炎

研制治疗骨性关节炎的药物"骨质增生丸"已收入药典、获得国家中医药管理局科技进步三等奖，提出了"二补一健一通法"，即补肝肾、健脾胃、通经络，治疗骨性关节炎。总结确立四步八法治疗骨性关节炎。

（三）复方鹿茸健骨胶囊治疗骨质疏松症

以肾主骨理论，研发的以鹿茸为主药的"复方鹿茸健骨胶囊"治疗骨质疏松症。复方鹿茸健骨胶囊已于 2006 年获新药生产批号，并批量生产，投放临床使用，获良好的经济效益和社会效益。复方鹿茸健骨胶囊治疗骨质疏松的研究 2008 年获吉林省科技进步二等奖。

（四）颈椎病治疗的系列方案

院内制剂"颈肩痹痛胶囊"、"舒筋片"治疗颈椎病，治疗颈椎病的中药新药"壮骨伸筋胶囊"已开发为中药新药，该研究获吉林省科技进步二等奖。

三、强调针刺在骨伤疾病中的应用

刘老强调经络的辨证及针刺在骨伤疾病中的应用，在国内最早提出了点刺"暴伤点"针刺人中穴治疗急性腰扭伤，目前针刺人中穴治疗急性腰扭伤收录在《中华人民共和国针灸穴典》中。

急性腰扭伤是指腰部肌肉、筋骨、韧带、椎间小关节、腰骶关节的急性损伤，多由突然遭受间接外力所致，俗称闪腰、岔气，多发于青壮年和体力劳动者。急性腰扭伤发病时，患者比较痛苦，并严重影响患者生活及工作。现代医学对急性腰扭伤治疗上采用理疗、卧床休息等，但治疗周期比较长，患者容易遗留腰部疼痛。传统医学治疗本病具有独特的优势，常用推拿、局部中药塌渍等方法，虽然治疗效果较好，但同样存在治疗周期比较长的问题。

经过大量的文献古籍整理及临床探索，刘老提出"针刺人中穴治疗急性腰扭伤"，疼痛是机体受到伤害性刺激后的一种防御反应，是神经系统活动的结果，外周伤害性刺激引起机体的痛觉的产生须通过很多神经元共同活动。针刺镇痛是针刺改变了痛觉传入信息的性质，使机体对痛觉刺激引起的感觉和反应受到抑制，提高了痛阈。祖国医学典籍也为针刺人中穴治疗急性腰扭伤提供了证据，据《针灸资生经》记载："刺水沟，可治腰脊强痛。"水沟（人中）系督脉经经穴，督脉循行于脊中，纵贯腰背，诸阳经均来交会，故有"阳脉之海"之称。又腰为肾之府，《玉龙歌》云："脊背强痛泻人中，挫闪腰痛也可攻。"故针此穴可达疏通督脉经气之效，使瘀散肿消而使病痊愈。

针刺后，患者可立即下地活动，治疗周期短，取得了满意临床疗效。2003年"针刺人中穴治疗急性腰扭伤"列入国家中医药管理局《中华人民共和国针灸穴典》腧穴主治临床研究项目（课题号为：03XDL18），2003年～2005年，长春中医药大学附属医院做为组长单位，进行了多中心、随机、对照、单盲的临床验证工作，由长春中医药大学附属医院、吉林省中医中药研究院、长春市中医院共完成240例受试者的临床观察，获取了急性腰扭伤翔实、客观、准确的疗效数据，针刺人中穴治疗急性腰扭伤总有效率达到95.83%，先后在国内期刊发表了学术论文，"针刺人中穴治疗急性腰扭伤的临床试验研究"（中国中医骨伤科杂志 2008 年第 3 期），"针刺人中穴与针刺委中穴治疗急性腰扭伤的疗效分析"（中国社区医师 2008 年第 11 期）。2006 年 6 月 13 日课题研究成果上报国家中医药管理局并通过课题验收，针刺人中穴治疗急性腰扭伤收录在《中华人民共和国针灸穴典》。

第二章 刘老学术思想形成过程

第一节 刘柏龄求学之路

刘柏龄从医 60 余年，执教 50 余载，从小在艰苦环境下培养出的坚毅品质，矢志悬壶的志向，秉承家学，海纳百川，终成一代骨伤名师，探究刘老的成才之路，感悟更多的是刘老对知识孜孜不倦的追求，严谨求实的治学态度。

一、秉承家学、立志学医

刘老 1927 年 6 月 5 日（农历丁卯年五月初六）生于吉林省扶余县三岔河镇一个中医正骨世家。刘老祖辈皆以行医为业，刘老父亲在他 3 岁时因病去世。

刘老的祖父刘德玉是东北"刘氏正骨"第三代传人，行医之余，还教授当地学生文史及医学。刘德玉老先生也是天池伤科流派的创始人。刘老受祖父的熏陶爱书成癖，在 5 岁时就熟练的背诵《三字经》《百家姓》《千字文》《四百味》《药性赋》《汤头歌诀》等。七八岁时，已能熟读《大学》《中庸》《孝经》《濒湖脉学》等。刘德玉老先生在刘老 8 岁时因病辞世。

祖父的离去更坚定了刘老学习中医的信念和决心！1939 年，这时的他凭借自己顽强的毅力和过人的聪慧，在叔父刘秉衡的指导和帮助下，基本上读完了中医学的入门典籍，这为他以后从事中医学事业奠定了良好基础。这一年刘老又以出色的成绩考入了伪满新京（长春）国民高等学校。由于祖辈对刘老的影响，特别是祖父对他的疼爱、教诲，自幼他就立下了"继承祖业，以医济世"的决心。"国高"毕业后，便毅然决然地回到家乡随叔父刘秉衡学医、治病救人。

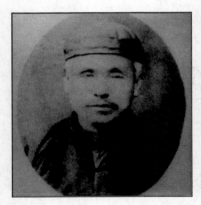

刘老祖父——刘德玉

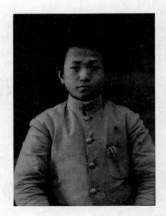

国高时期刘老照片

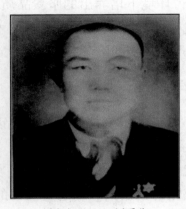

刘老叔父——刘秉衡

刘老正式学医是他 16 岁那年，从伪满"国高"毕业回到家乡，投身到叔父身边开始真正的学习、继承祖业。刘老悉心学习中医理论，并时常和叔父出诊，用自己的行动实现"不为良相愿做良医"的人生理想。

刘老的叔父刘秉衡是"刘氏正骨"第四代传人，他医术高明，远近的患者都慕名前来求治，刘家从祖上就传下来一条规矩，看病抓药只取微利，贫困无着的病人，有时还分文不取。医术高明和医德高尚是刘家的两块金字招牌。因此，患者云集，有时看病买药者挤在门口，门都推不开。刘老的叔父心肠好，处处为患者着想，能用廉价药治疗的，绝不给开贵重药材。这一来，虽然诊所兴旺，但收入却平平，只够刘老全家糊口，勉强维持祖传医业，没有大的发展。

刘家的医书很多，是祖上一辈辈积攒下来的，从刘老的祖父刘德玉到刘老自己，刘家人随处买书，年年藏书。刘老祖父常说：攒钱不如存书，书多了才是一笔永恒的财富，就这样日积月累，各门各类的医书已摆满五六个大书架。书房悬挂着刘老祖父亲笔书写的柳体条幅"书山有路勤为径，学海无涯苦作舟"。刘老每天要念诵几遍，作为自己继承、发扬祖业的激励。

刘老苦读医书几乎达到了茶饭不思的地步。他读书有个好习惯，随时记录笔记、爱思考，弄不懂的就向叔父请教。每当叔父出门给人看病，刘老就紧随其后，叔父给人切完脉，他也要切一下，把自己的体会记下来。回家的路上，就向叔父求教，揣摩叔父辨证施治的思路，有时候还和叔父进行讨论。晚上，他再将自己这一天心得体会记录下来，以便日后反复研究对比。

家里人口多，收入少，靠叔父一个人支撑这个家很不容易。刘老夜里读书，为了节省电费，他受匡衡凿壁偷光的启发，借窗外路灯，并用镜子反射路灯的光亮叠加，使光线增强一些。这样他就可以躺在床上，借着微弱的光线看书了。在那些清凉如水的夜色之中，刘老就是这样如痴似醉地学习着中医书籍。

不少医书读熟了，也会背了，但其中的大部分内容，他理解得并不透彻。比如《药性赋》上说："犀角解乎心热，羚羊清乎肺肝。"为什么"犀角解乎心热"？羚羊为什么"清乎肺肝"？他很不理解。诸如此类的疑问很多很多。

一次刘老的叔父从药店里拿回来一个完整的鳖甲和一个完整的龟板，让他辨认，哪个是鳖甲，哪个是龟板。他仔细研究了半天，知道不是一样东西，可就是叫不准各自的名字。刘老叔父笑着说："我知道你看了、背了不少医书，可是光背还不行，必须与实际的东西联系起来，这样才能在行医时派上用场。"然后就拿起鳖甲和龟板来，详细讲解它们的区别和各自的药物功效。

接着刘老叔父语重心长地教导说："学习要逐渐深入，循序渐进，学有所得，学以致用，每一味药都是跟人的性命相关的！"看着刘老入门的医学书籍学的差不多了，叔父把他领到书架旁，指给他说："从现在开始，你要重点学习《医宗金鉴》，这可是集清朝以前的医学典籍之大成，是一部了不起的医学巨著。这是学医者的必读典籍。这里边你首先要读透的是《正骨心法要旨》《外科心法》以及《儿科心法》，这三部书你日后用的地方特别多，也特别重要。"接着，他又告诉刘柏龄一定要看《黄帝内经》《伤寒论》《金匮要略》《神农本草经》《伤科补要》《疡医大全》和《濒湖脉学》等医典，"这些书要一部一部地读，重点一定要记住，随时写笔记，领悟要透彻。尤其要牢记《濒湖脉学》，这是从医者切脉所必须学会的登堂入室之作！"

从此刘老更加忘我地扑进了中医学的知识海洋里，日夜苦读。刘老祖母曾偷偷地问刘老的叔父："是你逼孩子这么拼命学习的吧？可别把他学傻啦！"叔父说："这孩子自己肯用功，对医学探索感兴趣，这都是好事。您就放心吧，我看他将来医学成就会比我强呢。"

学习中医最讲究的就是"望、闻、问、切"四诊，切脉是其中最不容易掌握的。因为脉的切法大有讲究，每个人的病情反映到脉象上都不尽相同。高超的老中医，手指一搭就对病人的病情了然于心，然后再根据脉象，开出针对性极强的药方来。做到切脉准确、药到病除。如果脉象看不准，对病情就无法了解，更无法给病人开出合理的方药来。因此，能够看好脉，是做好中医必须迈出的第一步。

诊脉的历史，在我国历史上出现的很早。据说我国最早开始诊脉的人是扁鹊，将其发扬光大的则是魏晋时期的王叔和。王叔和不但精通中医经典方书，而且对于脉学也颇有研究，他一生最突出的贡献，就是编撰了中国现存最早的脉学专著——《脉经》。

刘老小时候，祖父就经常给他讲古代名医的故事，对扁鹊、王叔和等为中医事业做出杰出贡献的人物，更是崇拜和敬仰，从小刘老就决心长大了也做像他们那样的人。自从刘老叔父给他指出学习中医入门典籍后，他就反复研读、随时向叔父请教。尤其是《濒湖脉学》，他几乎把书都翻烂了，且倒背如流，可是放下书之后，他感觉不得要领，到了给患者切脉，更是难确定诊断。刘老叔父说这就是中医常说的"指下难明"，并悉心指导说："熟读王叔和，不如临证多。学诊脉，关键就是要在临床实践中学习和理解，在实践中掌握和运用！"此后，刘老每逢病人就诊切脉，然后再让叔父给病人切脉，并听叔父讲解脉诊和对证治疗方法。经过长时间临床积累，他自己就多了切脉的心得体会，对各种脉象渐渐有了些认识和掌握。

刘老叔父告诉他，浮、沉、迟、数、滑、涩、弦、洪，这些纲领脉必须牢记，另如缓、弱、濡、芤以及促、结、代脉也需临证鉴别，否则临床时就会指下难明，手足无措，更何谈辨证施治？

功夫不负有心人，经过无数次的切脉，刘老师日积月累，逐渐掌握了要领，切脉准确程度越来越高，以至于后来几乎跟叔父切脉的结果达到一致。

看着医术日益精进的刘老，叔父心里由衷的高兴，常拍着刘老的肩膀说："你要继续努力啊，等你赶上我能独立出诊的时候，我就把这个药箱交给你，我在家坐着接诊，享享清福了。"

学习中医正骨的重点是正骨手法，所以《医宗金鉴·正骨心法要旨》特别强调："手法者，诚正骨之首务哉！"具体手法是摸、接、端、提、推、拿、按、摩八法。摸法是第一法，是用在术前摸诊和术后检查的手法。刘老叔父说："摸法即用手细细摸其所伤之处，或骨断、骨碎、骨歪、骨正、筋强、筋柔、筋断、筋走、筋寒、筋热，并所患之新旧，先摸其或为跌仆、或为打撞，然后依法治之。"又说："在正骨复位时，必须做到机触于外，巧生于内，手随心转，法从手出，或拽之离而复合，或推之就而复位，或正其斜，或完其阙，则骨之截断、碎裂、筋之弛纵、翻转离合，虽在肉里，以手扪之，自悉其情，法之所

施，使患者不知其苦，方称为手法也。"叔父一字一句地说给刘柏龄听。他还强
调指出："至于接、端、提和推拿按摩手法，须在临床实践中体会运用，久而久
之，才能得心应手，收到实效。"所以刘老经常和叔父一起为患者接骨、拿环，
顺骨捋筋。随着临床经验的丰富，刘老的医术也在不断提高，叔父不在的时候，
他也能给患者诊治一些常见病。

1946年早春的一天凌晨，天还挺黑，就听有人叫门接先生（当地对医生的
称呼）。刘老披衣开门一看，两个农民赶着一辆花轱辘车站在门前，那个年轻的
农民急切地说："刘老先生在吗？我们是十六号屯的，我弟弟头部受了重伤，人
都快不行了，请刘老先生务必去给看看。"看得出，他们是在焦急万分的情况
下，连夜走远路赶过来的。不巧的是，叔叔昨天给人出诊没有回来，今天是否
能回来还说不准。那个岁数大的农民得知老先生不在，当时就哭着说："看来这
是天意啊，我儿子的命保不住了……"哭声惊醒了刘老的祖母。祖母一向心地
善良，一听这种情况，也跟着着急，就对来人说："我们家的老先生虽然不在，
可小先生在家。你们要信得过，可以让他先去看看，等老先生回来，再给接着
治。"听了这话，那个年岁大的农民犹豫了一下，最后无可奈何地说："那也只
好这样了，能不能救过来，就看我儿子的造化了。"接着他又叮嘱道："我儿子
伤得很重，你要多带些药，特别是能止血的药。"刘老看出这位老人对他不放
心，但为了救人，他不能推辞。于是，认真地检查一下药包里的药，坐上花轱
辘车，去病人家里了。

当刘老到病人家中后，来不及细问，就急忙检查一下伤势，发现病人伤得
很重，创面特别大，从左侧眼眶及脸颊至唇上全部被撕裂开了，颧呈凹陷性骨
折，而且伤口还在渗血，病人已经处于昏迷状态，脉沉细无力，呼吸微弱，口
唇苍白干裂。在一般人看来，这个人就剩一口气了，是否能救治过来，就连他
的家人也失去了信心。但刘老凭着跟叔父多年从医的经验，从以往脉象上推断，
这个患者，还有救治的希望。刘老赶忙把大剂量当归补血汤加大剂量人参急煎
给病人灌服，紧接着给患者进行创面处理。由于创面很大，处理起来很费事，
只能一点一点地清洗，然后敷上止血药。这时刘柏龄就全神贯注地仔细观察病
人的神态、呼吸和脉搏。令人高兴的是病人有了好的转机。脉搏虽然仍处于沉
细无力的状态，但病人的神态较好，呼吸逐渐变得均匀了。"现在病人已经脱离
危险了！"刘老兴奋地说。于是患者全家人都松了一口气，尤其患者的父亲拉着
刘老的手说："小刘先生，你可是我们的救命恩人啊！没想到我儿子能活过来，
太感谢您啦！"这种能用纯中药抢救危重病人的案例，刘老自己也感到不可思

议。他暗自庆幸中医药能在抢救危重病人的疗效，也下定决心学好中医，做到真学、真会、真用。

刘老回家后，把这个病人的病情以及自己的治疗方法向叔父作了汇报。叔父听后，奇怪地问："这个病人的病情那么重，你当时就没害怕？"刘老回答说："当时只顾救人，就忘了害怕。"叔父想了想又问："你是怎么想到这些救人的方法的？"刘老如实回答道："病人当时的病情的确很重，已处于昏迷状态，呼吸微弱，脉细身凉，这是失血过多、要出现亡阳的表现。"他接着说："要是在平时，我也不敢轻易用这么大剂量的补阳补血药，可是医书上明确写道，失血的脉象若见'虚细沉小和缓者生'，若见'浮洪数大实虚促者死'。这个人的脉象，正好属于前者，所以我想，用了咱们的补血药一定能有效。"叔父听后大为惊讶，拍着桌子对刘老的奶奶和妈妈说："妈，嫂子，咱们家孩子以后一定能有所作为，他今后能独自行医了！"叔父几乎是喊着说出这番话的。

刘老时年19岁，初次独自治疗好这么严重患者的案例，让刘老对以后中医正骨事业带来了极大的热忱，也让他对自己的未来充满了信心和希望。正如没有天生的信心，只有不断培养的信心。

二、执业与再学习

刘老的医术在不断临床实践中的到进步、提升，但是刘老对中医知识的渴望和热忱并没有减退，天天熟读中医经典是刘老的必修课。叔父对刘老的求学、好学而感到满心欢喜，但表露出来的时候并不多。自从救治了那个被车轧伤的人之后，远近的村民们一传十，十传百，一时间都知道镇上刘家的小先生也是医术精湛，堪比名医。但叔父对他的教育却更加严格了。刘老常听到叔父的话就是："别以为自己能处理一些病人，救过危重病人，就了不起了，就放松了学习，那是不行的！你要知道，自己还差得远呢。"其实，刘老心里明白，这是叔父对他的鞭策，让他不骄不躁继续努力，要不懈地学习和工作实践，尽早学有所成，接过叔父的班。

1946年夏秋之交，刘老在叔父身边已学习整四年。叔父说："柏龄该出师了。我把诊所交给了你，你今后就要独自行医了，咱们老刘家就看你了。"从此，刘老就成为"刘氏正骨"第五代传人了。遂于10月初挂起了"刘柏龄中医正骨诊所"的牌子，便独立正式接待病人。不久接诊了一个特殊的病人，给这个病人诊治的过程，让他终生难忘，也更加对中医的神奇疗效产生极大兴趣。

那是一位重症的女性农民，50多岁，姓程。她家离刘老所在的三岔河镇有

20 多里地。程大妈平时以养猪为业，有一次，她去野地里割猪食菜，不慎左前臂被荆棘划伤。因感染创口继续恶化，西医认为是"坏疽"，必须去大医院进行手术截肢，否则会危及生命。因为这个小伤口就得截肢？程大妈宁死也不肯，她的家人也坚决反对做截肢手术，病人抱着最后的希望找到了刘老，想通过中医再试试看。

刘老来到程大妈家中，看到程大妈病得确实不轻，当时已处半昏迷状态。再看左前臂，肿胀严重，整条胳膊都泛着光亮，周围还有一些小水疱，触摸创面，有捻发音。由这些来看，程大妈的病势已经非常严重。

刘老又给程大妈诊脉，其脉洪大而数，观其面色灰暗无光泽，舌苔黄而厚腻。刘老通过中医辨证施治给病人急投"急救护心散"，紧接着又急煎清热解毒汤冲服梅花点舌丹。接着用千分之一的高锰酸钾溶液冲洗创面，然后撒上提毒散。经过一系列中医方法的急救处理后，程大妈的病情有了转机，她的意识也渐渐清醒了，但病情还是不容乐观。这时候，刘老再次诊脉，发现脉象仍见洪大而数，但患者呼吸较前均匀了，还小解了一次，尿色深黄，量较多，继之她又解大便一次。又过了一会儿，她用微弱的声音说："给我点水喝。"她的儿子听到母亲要水的声音，激动得流出了眼泪。这时，刘老仍冷静地对他说："病人刚醒过来，她非常虚弱，你们不要大声惊动她，让她好好地休息，要安静！"虽然病人的病情有了转机，但还没有脱离危险，还需要进一步辨证施治。就这样，刘老在病人的家中住了 3 天，每天都针对患者的不同病情采取了相应的救治措施，直到患者的病情稳定，才回到了诊所。以后他每隔两天去观察患者病情，进行换药和处理创面一次。直到病情大有好转，逐渐痊愈才放下心来。

后来，刘老想起这事就后怕，因为当时他不知道什么是"坏疽"，只知道是一种由感染而致的很重的恶疮。他在研读《医宗金鉴·外科心法》时，记得上面讲道："痈疽原是火毒生，经络阻隔气血凝，外因六淫八风感，内因六欲共七情，饮食起居不内外（因），负跳跃扑损身形……疽由筋骨阴分发，肉脉阳分发曰痈……"由此可知，这个病人左前臂被荆棘刺伤感染，其实是火毒蕴结、经络阻隔不得宣通，导致肿痛、溃疡、蚀筋腐骨；又由于毒火攻心，所以才出现烦躁不安、身热、呕吐，甚至处于半昏迷状态。他当时按照"蚀筋腐骨的恶疽"和"毒火攻心"的理论辨证施治，故急投"急救护心散"并给大剂量清热解毒汤（金银花、连翘、蒲公英、地丁、重楼、黄连、黄芩、黄柏、大黄、栀子、天葵子、车前子、牡丹皮、生地、水牛角等）冲服梅花点舌丹。创面初敷提毒散，脱腐后用生肌玉红膏加生肌珍珠散的局部处理方法是非常合理和科学的，才使患者转危为安，及至完全治愈。

经过学习和查阅有关资料，刘老对此病有了更深的认识和了解，知道该病确实是"气性坏疽"，是一种严重的急性特异性感染，是由多种厌氧产气杆菌所引起，临床特点是起病急，发展快，局部剧烈疼痛、肿胀、产气、恶臭和大块组织坏死，并伴有严重的全身毒血症状，如不及时处理，常会丧失肢体，甚至危及生命。

刘老对这位患者用中药进行急救处理，是一次大胆的尝试。他在治病的过程中，也有了许多体会，为他以后行医积累了又一例经验。从一般情况看，遇到危重病人的时候，通常的做法都是求助于西医来解决，而像刘老这样采用中医方法急救的临床案例实在少之又少。刘老之所以能用中医的方法勇敢大胆地抢救危重病人，不仅说明他"救死扶伤"高尚的医德医风，更说明他中医理论功底深厚，临床辨证准确才有此创举。他为中医和中国医学增添了治急症的先例。

1948年初成立了扶余县第十八区（三岔河镇）中医联合诊所。刘老率先加入了诊所，并将自己诊所以往使用的一些用具、医疗器械和药品送给了诊所，为诊所建设贡献自己的力量。同年参加了卫生工作者协会，被选为扶余县第十八区（三岔河镇）分会组织委员。1951年，扶余县人民政府将刘老调到区人民卫生所（今扶余县人民医院）任中医师。

随着刘老的医术提高，他的社会知名度也在不断提高，人们都知道三岔河镇有个能治疑难大病的小刘先生，不但医术高、身怀起死回生之术，而且还有祖传秘方。刘老开的方药确实有药到病除的神奇疗效。所以许多患者从四面八方来三岔河镇找刘老治病，甚至还有来自榆树、德惠等邻县和黑龙江邻近市县的患者。刘老他并不满足现状，他想要继续学习、钻研中医这座宝库。在更大的舞台上，为更多的老百姓解除病痛的折磨。

当时刘老专心致志、夜以继日地深入研究常见病和多发病的治疗方法、方药的紧张时刻，扶余县人民政府卫生科通知他报考吉林省中医进修学校。听到这个消息，他简直就像做梦一样，根本没想到自己还有再一次读书的机会。"国高"毕业之后，看着昔日的同学，有的上了大学，有的出国留学，可是由于家庭条件所限，刘老只能放弃了这个美好的梦想。而现在，这种机缘却悄然不觉间又来到他的身边。刘老按县政府通知要求的时间，如期迎接考试。当他考完试后，觉得自己有百分之八十的把握，因为自己念的书较多，考题既有理论又有临床和中药、方剂等。交卷后，刘老对自己的成绩充满信心。

　　在急切地等待中，好消息终于长着翅膀飞来了。1955 年 8 月上旬的一天，刘老正在认真地为病人做诊查，县政府卫生科的张科长特意告诉他说："你被省中医进修学校录取了，赶紧准备一下，9 月 10 日入学"。1955 年 9 月 10 日上午，刘老乘坐从三岔河开往省城长春的火车徐徐地行进，车厢里刘老手拿着中医经典著作——《黄帝内经》，一个人静静地望着窗外。车窗外秋高气爽，好一片艳阳，铁路两旁是一望无际的田野，大豆玉米已经结出丰硕的果实，秋风送过，令人心旷神怡，刘老的思绪也飞向远方。

　　刘老来到了梦寐以求的吉林省中医进修学校，在心潮澎湃之余，刘老的心思又沉重起来，自己之所以能有机会到中医高等学府进修学习，他由衷地感谢中国共产党，感谢人民政府对他的重视、关怀、培养。所以刘老暗自下定决心，一定要好好学习，努力学习，决不能错过这个好机会，把过去没看明白的、没弄懂的知识，一定要弄懂、弄通、会用，将来更好地为继承和发展中医药事业、为人民的健康做出更新更大的贡献。

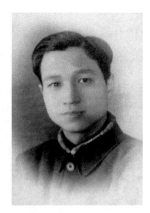

刘老进修时留影

　　吉林省中医进修学校学校为办好第一批进修班，聘请一批当时在全省颇有名望的老师。中医老师居多，也有西医老师，这些学识渊博、品德高尚的老师，为了弘扬祖国医学，呕心沥血地忘我工作，毫无保留地介绍他们各自宝贵的临床经验，这种精神深深地感染着刘老。在这些老师的身上，刘老如饥似渴地汲取着知识的营养，不管是吃饭、走路，还是上厕所，他都是手不离书，一学就是半宿，虽然吃饭住宿条件有些艰苦，却丝毫没有影响他对学习知识的渴望与执著。一些中医书籍晦涩难懂，刘老就将它们记录在本上，第二天上课或者课后，主动找老师求问明白。在课堂上，刘柏老非常愿意接受各科老师的提问，真诚地向老师们学习、探讨解决一些实际问题。时间长了，老师们都非常喜欢愿意学习的刘老。刘老对于知识的汲取，真是如痴如醉，甚至课余的时间他也不放过，和一些老师们探讨中医、探讨人生，最后有的老师和刘老成了志同道合的好朋友。随着刘老师的勤奋学习，刘老的成绩不断提高，对大多数新知识，都能当堂吸收。刘老最尊敬的王海滨老师，看着他说："刘柏龄真乃杏林新秀啊！"

　　1956 年 11 月，一年的进修学习结束了，刘老顺利通过毕业考试。在毕业典礼上，刘老高兴地领取了"毕业证书"和"品学兼优"的奖状及一支金星牌金笔的奖品。正当刘老准备告别老师和同学的同时，又一个让他意想不到的好运降临到他的头上。

郭校长笑着对刘柏龄说："我告诉你一件好事，学校党委决定让你留校工作，你愿意吗？"刘老简直不敢相信这个事实。郭校长经过省卫生厅同意，下了调令，刘老就这样留校了。学校准备让刘老教《中国医学史》。另外，由于刘老家传正骨，有一定临床经验，所以刘老兼教'正骨科'的课程。"

1958 年夏秋之交，刘老执教已将近两年，卫生部委托北京中医学院举办一期中医教学研究班，主要是继承和发展中医，提高中医理论，培养中青年骨干，为医、教、研增加新的力量，学习内容主要是四大经典等一些中医重要内容。这个千载难逢的机会，学校领导经过精心挑选，决定委派刘老和任继学两名出类拔萃的年轻教师去北京深造。

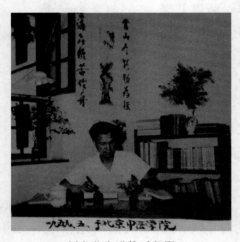
刘老北京进修时留影

1958 年 8 月 10 日，刘老等人踌躇满志地踏上开往北京的列车。经过 18 个小时的旅程奔波，终于来到了他们盼望已久的北京中医学院（现北京中医药大学）。8月 12 日，学校举行了隆重的开学典礼。卫生部主要领导亲自到会，并作了重要讲话，对每一个来这里学习的学员都是极大的鼓舞。这期的学习班共有 137 名同学，分成 10 个学习小组，每组都选出 1 名学习小组长。刘老被学校推荐为班级的学习委员。

学习班以中医四大经典为主，还有《中医各家学说》《五运六气》《针灸学》《正骨学》等中医专业课程，以上的主课在一个多学年的时间全部授课完毕。能有机会和全国知名的中医医学专家、学者深入地交流、学习，刘老感到从没有过的自豪和荣幸，他惜时如金地在这座知识的宝库中寻求中医的真谛。作为班级的学习委员，刘老有很多和这些中医专家学者接触的机会，每当这个时候，他都会带着学习上的问题向他们求教，老师们也被他的这种求知的精神所感动，经常在一起交流。老师们的学识，对年轻的刘老的精神世界是一次高尚的洗礼。这一年多的艰苦而充满快乐的学习，对悟性较好的刘老来说，不管在思想境界上，还是医学知识上都是一次跨越式的提高。正因为这个提高，才使得刘老有机会在北京学习期间主持并组织编写了全国高等中医院校的第一版教材《中国医学史讲义》。这次编写教材是在宋向元老师领导并指导下进行的。编写第一版全国性教材，是一项很艰苦的工作，虽然有一些可供参考的资料，究竟怎样把它组合起来写成一部符合全国中医学院使用的"讲义"，实在是一件很难的事，大家虽然在本校写过一些"讲义"和"讲稿"，可毕竟是在小范围内应用。面对这些困难，刘老丝毫没有退缩，他觉得能有机会编写这个教材，是自己一生的幸事，是一次写作锻炼的好机会，他暗下决心，不管遇到多大的困难，一定不辜负学校的信任，高质量地完成学校交给的任务。

在编写《中国医学史讲义》的同时，正赶上全国大炼钢铁运动。学校提出"上山种树、大炼钢铁、编写教材三不误"。在大炼钢铁期间，动员一部分同学完成北京市委号召的上山种树的任务。而编教材时间紧、任务重，刘老带领编写组的同学丝毫不敢懈怠，他们夜以继日地工作着。看到他们实在太累，学校又给他们派来6名同学，协助查找资料和抄写初稿。刘老带领这十几位同学，每天上午和大炼钢铁的同学一样，下午直至午夜，毫不松懈地工

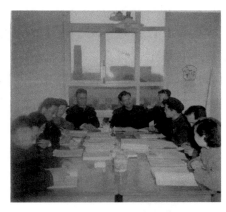

刘老编写《中国医学史讲义》

作着。为了增加《中国医学史讲义》的深度和内涵，他在编写过程中，亲自带领几位同学采访了医史学家陈邦贤老先生、医史文献学家耿鉴廷先生以及马堪温先生等，充实了许多宝贵资料，也使他从中学到了书本所不能学到的知识。经过5个月的紧张忙碌，终于完成了《中国医学史讲义》的初稿，由刘老进行了统稿，然后交给宋向元老师审定。后来又在广州召开的全国中医教材会上审定通过，于1962年出版发行。

刘老经过北京的深造学习后，对于中医知识得到了更深层次的理解，至今刘老仍常常想念他的恩师——宋向元等老一辈中医专家，无限感激他们的深情教诲和引领。正因如此，刘老才能在今后中医的路上走得更远，最终成为了一个不可多得的中医骨伤界的大家。

三、回校任教、培育中医人

1960年8月，刘老在北京中医学院学习两年结业。在结业典礼上，他高兴地领取了"结业证书"和"优秀生"奖状及奖品。

　　刘老从北京回来的时候，吉林省中医进修学校已经于1958年8月正式更名为长春中医学院，即现在的长春中医药大学。刘老回到长春时，正值放暑假。可是他一天也没有休息，第二天就去学校报到。校领导见到刘老后非常高兴，并对他的工作做了新的安排，让他担任中国医学史教研室负责人和中医外科教研室主任，并兼管五官科教研室。那时的中医外科教研室包括疮疡外科、骨伤、皮肤和肛肠等科，是全校最大的一个中医教研室。

　　当时的摆在刘老面前最大的问题就是——急需教材，尤其需要《中国医学史讲义》和《正骨学讲义》。因此，学校决定由他编写这两部教材，这个暑假里，刘老没有休息一天。《中国医学史讲义》好在有他在北京中医学院编写的初稿，也就比较省劲，很快就编写完了。编写临床课《正骨学讲义》要远比《中国医学史讲义》麻烦得多，刘老查阅了大量的文献资料，费了很大周折，才基本成形，后又经过多次修改，终于完成了较新颖的《正骨学讲义》。一个暑假，编写了两部教材，其劳累和紧张程度可想而知。完成教材的编写，只是重要任务之一，更累的是繁重的教学任务。

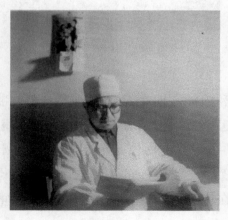

刘老任教时留影

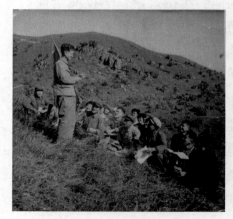

刘老教学时留影

　　在长春中医学院建校之初，由于设备奇缺，人员不足，刘老一人承担了《中国医学史》《中医外科学》和《中医正骨学》的教学工作，成为一人兼三个教研室负责的第一人。开学第一堂课，刘老教的是60级的《中国医学史》，因为是4个班，再加上58、59年级和西医学习中医班的《中医正骨学》课程，每天多达六节课。每天总是紧张地查资料、找文献、写讲稿，甚至连吃饭、走路、上厕所都在备课。《中国医学史》教学时数不多（36学时），由于安排得比较集中，较快地结束了。《中医正骨学》教学时数较多，后来又加上疮疡外科。这一学期的工作，刘老是 1 个人干了 5 个人的活。他生活的所有内容就是上课、备课，循环往复，单调枯燥乏味，却又紧张得不得了。虽然如此，刘老也没有向组织提出任何要求，而是以一个人民教师坦荡的胸怀和知难而上的精神，怀着为祖国医学事业奋斗终生的志向，战胜了一个又一个困难，终于按计划完成了学年所承担的工作任务。

1967 年，根据新的教学精神，刘老又重编了《中医正骨学讲义》（大学本科用）和《中医伤科学讲义》（西医学中医用），均由长春中医学院出版并使用。1974 年刘老参加编写全国统编教材《中医外伤科学》（史称三版教材），1975 年出版发行，1980 年参加编写全国统编教材《中医伤科学》（史称第四版教材）。

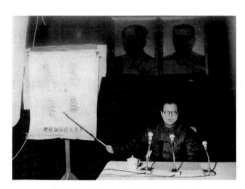

刘老编写第三版教材时留影

第四版教材应用时间不长，卫生部于 1982 年 10 月在南京召开了全国高等中医院校教材编审会议。会议决定重新编写《中医伤科学》并要求汲取前几版教材长处，力求使新教材保持中医理论的科学性、系统性和完整性；坚持理论联系实际的原则；正确处理继承和发扬的关系等。由广州中医学院主编，刘老参加编写工作。本教材史称第五版教材，1984 年定稿，1985 年出版发行。

《中医伤科学》教材应用 10 余年，它不仅供本科学生用，甚至硕士研究生、博士研究生都在应用。直至 1996 年，在长春召开全国高等中医院校骨伤教育研究会会议期间，与会代表强烈要求重新编写一部符合现代科学进步、社会发展需求的新的中医骨伤科学教材。于是由学会主持，组织全国 18 所中医院校骨伤科教师组成编写组，分工协作。开始编写新版《中医骨伤科学》，刘老担任主编，1998 年出版发行。该教材的特点是：在《中医伤科学》（第五版）教材基本内容基础上，增加了骨病和创伤急救，充实了基础知识与临床需要，使内容更全面，突出了中医特色，吸收现代医学精华，使内容更加新颖；体现了深厚的基础理论，注重了临床实践和培养学生的实际操作能力，使之更加实用。并力求系统完整，条理层次清晰，语言简练明了，图文并茂，以利现代教学的需要。全书 60 多万字，插图 380 余幅，供五年制中医专业、针灸专业、推拿专业和骨伤科进修生使用。在全国各高等中医院校应用期间反映较好。

刘老还主编了全国高等中医院校骨伤专业教材：《中国骨伤科学·治疗学》

（1987）、《中医骨伤科各家学说》（1991、一版，1998、二版）。自著《刘柏龄治疗腰病手法》（卫生部医学视听教材，DVD 光盘，2005）。由此可见刘柏龄在中医骨伤科教材建设方面做出了巨大贡献。

四、确立学术思想与科研发明

在漫长的岁月里，刘老边学习、边实践、边研究，从中他深刻地体会到，自己所从事的中医骨伤科专业大有可研究的内容。

在实践中，刘老初步确立了"治肾亦即治骨"的学术思想，这是以"肾主骨、生髓，髓充则能健骨"的理论为指导提出的。

《素问·宣明五气》云："肾主骨"；《灵枢·本神》云："肾藏精"；《素问·六节藏象论》云："肾者……其充在骨"；《素问·阴阳应象大论》云："肾生骨髓……在体为骨。"肾藏精，精生髓，髓养骨，所以骨的生长、发育、修复，均须依赖肾藏精气的滋养和推动。临床上肾的精气不足，可见小儿的骨软无力，行迟，囟门迟闭，以及某些骨骼发育畸形；对成人而言，肾精不足，骨髓空虚，不能养骨，易致下肢痿软而行动困难，或骨质疏松、脆弱，易于骨折等。《诸病源候论·腰痛不得俯仰候》云："肾主腰脚"，"劳损于肾，动伤经络，又为风冷所侵，气血搏击，故腰痛也。"《医宗必读》认为腰痛的病因："有寒、有湿、有风热、有挫闪、有瘀血、有滞气、有积痰，皆标也，肾虚其本也。"所以肾虚者，易患腰部扭闪和劳损等，而出现腰酸背痛，腰脊活动受限等症状。又如骨伤折断，必内动于肾，因肾生骨髓，故骨折后如肾精不足，则无以养骨，骨折难以愈合。临床治疗时，必须用补肾之药，以续骨、接骨。"治肾亦即治骨"也。

20 世纪 60 年代，刘老对"肾主骨"和"治肾亦即治骨"的理论作了深入研究。他认为保养肾的精气，是抵御病邪、防治骨病骨折、延缓衰老的重要措施。如女子七七、男子八八以后，肾脏衰、精少，筋骨、肌肉得不到很好的营养，因而形体皆极，骨质脆弱，易发生骨折，且折后愈合较慢。临床上女性绝经后发生骨质疏松以及男性好发骨质疏松的年龄与《素问·上古天真论》所述"男不过尽八八，女不过尽七七，而天地之精华皆竭矣"的年龄段相吻合。因此，早期调养，保精气，壮筋骨，对防治老年"骨属屈伸不利"和骨折等病患是非常重要的。

在实践中，刘老用熟地黄、肉苁蓉、淫羊藿、骨碎补、鹿衔草等中药的水醇法提取液，以不同的给药途径（口服及腹腔注射）进行了动物（大鼠）实验。结果表明：①复方及单味药中的熟地黄和肉苁蓉具有抑制炎性肉芽囊的增生和渗出作用；②有一定的镇痛效应；③其抑制增生的作用可能是由于刺激垂体−肾上腺皮质系统释放肾上腺糖皮质激素的结果。所以在临床上，用上述药物的合剂治疗中老年骨质疏松、妇女绝经后骨质疏松以及骨质增生（退行性骨关节病）、骨折迟延愈合和不愈合等骨的疾病，都有较好的疗效。这些，都充分说明"治肾亦即治骨"的正确性和科学性。

刘老从事中医药教育和临床工作以来，始终把科学研究工作放在首位，他认识到，不进行科学研究，许多常见病、多发病、疑难病是无法取得满意的疗效的。这是一个医务工作者的失职，是一大憾事。因为刘老不论在门诊还是在病房接触的病人，大多数是中老年人（有部分年轻人）罹患腰腿痛。他们多数是体力劳动者，并且也都经过中、西药较长时间的治疗，而疗效并不显著，患者的痛苦难以解除，给生活、生产劳动和日常工作带来很大不便。虽然经过一些理化检查，多数没有异常所见，不过大多数患者，经放射科摄片，可见腰椎椎体有唇样增生改变，甚至出现骨刺或骨桥。这样的骨质增生病变，有人不认为是一种病，有的经过造影，确诊为腰椎间盘突出或腰椎管狭窄，只能手术治疗，并无有效药物可医。于是，刘老便有意识地对这些疾病做认真的总结、归纳、整理、实践，并查阅大量有关资料，得到了很大启发。他遵照《黄帝内经》所说"三八肾气平均，筋骨劲强；四八筋骨隆盛，肌肉满壮；五八肾气衰，发堕齿槁"，以及"腰者，肾之府，转摇不能，肾将惫矣……骨者，髓之府，不能久立，行将振掉，骨将惫矣"的论述，认识到肾与骨、骨与髓内在的生理、病理变化，充分地揭示了由骨质增生引起的腰腿痛的内在因素是由肾气虚不能生髓充骨而致的退变。他紧紧抓住这一机理，经过反复医疗实践，从多次成功的经验和失败的教训中，摸索出对本病的治疗规律，以及治疗骨质增生的"骨质增生丸"新药处方。这样使"骨质增生"从"不治"向"可治"方面转化，前进了一大步。

为了进一步探索骨质增生丸的作用机理，长春中医学院药理研究室用骨质增生丸复方和各单味药的水醇法提取液，进行了动物实验研究。实验结果表明：该药对中老年骨质增生（退行性骨关节病）、骨质疏松以及妇女绝经后骨质疏松、骨折迟延愈合和不愈合等骨疾病都有较好治疗效果。后经临床观察1800例骨质增生病人，总有效率在90%以上。该药经吉林省科委、省卫生厅主持科研成果鉴定，专家们认为属国内首创，具有国内领先水平。

骨质增生丸从20世纪60年代至现在，已应用半个多世纪，共治疗骨质增生（退行性骨关节病）病人10多万例，取得较好疗效，总有效率在90%以上，从而填补了治疗骨质增生病的国内空白。应用到现在，其疗效不减，信誉不减，销量不减。该药已纳入《国家药典》，目前国内很多药厂均在批量生产。20世纪80年代，在骨质增生丸处方的基础上，又研制出治疗颈、肩、腰、腿痛新药"壮骨伸筋胶囊"；20世纪90年代研制出治疗骨质疏松症的"健骨宝胶囊"和治疗股骨头无菌性坏死的"复肢胶丸"。这是刘柏龄第二代、第三代科研成果，应用于临床疗效均较满意。

刘老为了提高骨折的治愈率，20世纪80年代初，刘柏龄主动献出治疗骨折的接骨秘方"接骨灵"，该药主要应用动物药血肉有情之品的蛤蚧，配合植物药之骨碎补等，经过提取制成片剂，后改名为"接骨续筋片"。该药实验研究结果表明：家兔实验性骨折骨痂中胶原和钙含量，7天时用药组和对照组非常接近，14天和21天两组大幅度增高，用药组尤为显著，两组有显著差异。这说明，投给"接骨灵"后，对促进家兔实验性骨折愈合产生了积极影响。

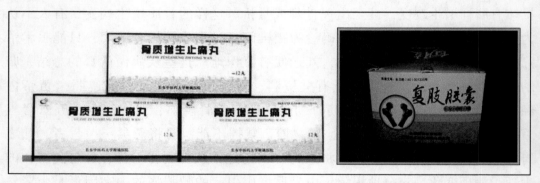

接骨灵促进成骨活动，和我国传统医学治疗骨折的理论是完全吻合的。中医学特别强调以"活血化瘀为先"和"血不活，则瘀不祛；瘀不去，则骨不能接"以及"瘀祛、新生、骨合"，把活血化瘀作为骨折治疗的中心环节。在生理情况下，成骨活动依靠旺盛血循保证营养供应；在病理情况下，骨折愈合对局部血循依赖程度更大。凡能加强局部血运，加速凝血吸收和血肿机化的措施，都会对骨折愈合发挥有利作用。1985年，通过省级科研成果鉴定，专家认为：具有国内先进水平。后经长岭制药厂批量生产。

另如治疗风湿、类风湿性关节炎的"风湿福音丸"（原名：白山蘑菇药）的研究，1985年通过省级科研成果鉴定。专家认为：该药疗效确切，资料完整，数据可靠，无毒副作用，安全可靠，达到国内先进水平。后经敦化制药厂批量生产。1987年获省科技进步三等奖。与此同时，刘老还在中医传统外敷药"坎离砂"的治病原理启发下，以发热剂和自拟中药配方，研制成了专门治疗软组织伤痛及风湿骨痛的"汉热垫"。"汉热垫"于1986年，经吉林省卫生厅、省医药医疗器械工业公司主持科研成果鉴定，经省内外专家审评认为：①此项研究立题可取，设计合理，有可信的科学数据；②该药药理实验证明无毒副作用，无皮肤刺激及过敏反应，使用方便、安全，有效；③该药国内属首创，具有国内先进水平。后经长春长白实业公司投入批量生产，出口日本等多个国家。

紧接着，刘老还研究了专门治疗风湿骨痛和神经痛的"药柱灸"，即用艾绒和自制药物混合制成"柱状"小艾柱，应用于患者的病变部位或穴位上。经过临床观察，疗效非常好。1991年，通过省级科研成果鉴定。后经吉林益寿灸疗厂生产。

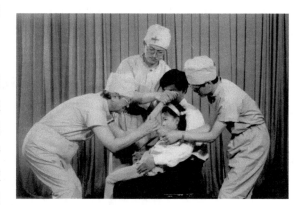

刘老治疗患者时留影

"骨质增生口服液"（经国家药监局更名为"蠲痹抗生酒"）的研究，1992年通过省级科研成果鉴定，现在由长春人民制药厂生产。以上的科研项目，均通过省级科研成果鉴定。

刘老承家学而集众长，临床特别强调局部与整体并重，内治与外治兼顾。尤其注重手法的应用与研究，他荟萃隋、唐以来骨伤手法之精华，结合家传手技，进行整理、研究实践，自成体系。他把正骨手法归纳为拔伸、屈转、端挤、提按、分顶、牵抖、拿捏、按摩八法。具体地提出治骨与治筋两大类。

在长期的医疗实践中，他自创"二步十法"治疗腰椎间盘突出症、点刺"暴伤点"治疗急性腰肌扭伤、"一牵三扳法"治疗腰椎小关节紊乱症、"旋转牵拉松解法"治疗肩关节周围炎、"理筋八法"治疗慢性腰肌劳损，不仅独具一格，而且疗效卓著。其手法在我国北方独称一派，其特点是：重而不滞，轻而不浮，稳而且准，使患者不感痛苦，每收捷效而著称。尤其"二步十法"治疗腰椎间盘突出症，堪称刘氏正骨手法的代表。

五、中医的神奇魅力

刘老行医60余年，他在大量的医疗实践中，自如地运用中医的各种手法治疗大量的骨伤疾病。其深厚扎实的中医理论功底，准确地辨证，恰当地用药，他妙手回春的高超技术，让同行和患者大为称赞，让人们不得不惊叹他高超医术的神奇魅力。下面节选他的几个医疗片段：

（1）骨伤重患——抢救11条肋骨完全骨折，同时发生肩胛骨粉碎骨折合并严重血气胸危重患者

1964年10月11日上午，刚一上班，一台四轮车停在了医院门前。从车上走下两个农村大汉，他们用担架抬着一个生命垂危的重伤患者，走进医院门诊楼，后面跟着两个女人，看样子非常焦急。他们是从德惠县农村过来的。

患者李某，男，52岁，农民。家住吉林省德惠县达家沟公社。患者于10月10日下午3时许，在秋收劳动中，不慎从车上坠落地面，被载重胶轮车从左肩及胁肋部擦压过去。当时患者痛苦难忍，时而神昏、气促，伤势非常危险，随即到当地医院就诊。医院从来没接治过这么严重的病人，注射镇痛药之后，医院建议到上级医院做手术治疗。他们没有耽误1分钟，就找个四轮车赶往省城长春。他们先后去了几家大医院，看过患者的伤情后，治疗方案基本上都是进行开刀手术治疗。而且，医生说手术能否成功，要看他个人的造化。听到医生这句话，李某及其家人都傻眼了，花钱且不说，李某是全家的主要劳动力，真要救治不了，一家人的生活可咋办呢？他们前思后想，最后决定，还是不做手术，去看中医吧。于是，他们来到长春中医学院附属医院。

医院骨伤科组成了以刘老为首的医疗抢救小组，开始进行紧张的工作。查体：患者营养中等，发育正常，面黄无华色，两目无神，嗜睡，气促烦闷，语声低微，表情痛苦，口唇干裂、色淡，舌质淡，苔黄而糙，脉弦细而数，呼吸28次/min，血压110/80mmHg。血红蛋白75g/L，红细胞275万/mm^3，白细胞7500/mm^3。颈部无伤，两上肢肤色苍黄，左侧肤温稍高，左臂因伤痛不能抬举，右臂活动自如，两下肢活动正常，脊柱无伤。少腹稍膨隆，拒按。自述：小便困难，大便未解，口苦不欲饮食，咳嗽，咳时引伤处作痛。

局部检查所见：左侧肩胛骨部按压痛明显，且有清晰之骨擦音，左胸及胁肋部有大面积皮擦伤，并渗血，损伤部压痛面积广泛。第2～5肋骨折端高凸畸形，有明显之骨擦音，6～11肋压痛明显，无畸形，按之有骨擦感，左上胸血肿并有捻发音。X线摄片显示：①左侧肩胛骨粉碎骨折；②左侧1～11肋骨完全骨折；③左侧血胸；④左侧胸壁软组织内积气。

这是一个非常危重的病例。11条肋骨完全骨折，同时发生肩胛骨粉碎骨折，合并严重血气胸的危重患者，医院过去不仅没有治过，而且在文献上也很少见到此类报道。

虽然没有文献（病历）可参考，但刘老认为，中医学的宝库中总有相类似的治疗方法。他凭着自己多年的临床经验，对该患者展开了治疗。

入院当天，刘老对骨折进行了手法复位，擦伤部以凡士林纱布覆盖保护创面，骨折部以硬纸板压迫稳定，外用多头布带包扎固定。然后，刘老遵照中医学"瘀在上部者，当清上瘀血"，以防败血蕴肺、凌心，而致危笃难医的原则，开出内服药处方：全瓜蒌、牡丹皮、赤芍、蒲黄、茯苓、当归尾、五灵脂、刘寄奴、桃仁、红花、柴胡、黄芩、生地、陈皮、甘草。另用血竭、三七粉（共研细面分2次冲服），水煎300ml，分2次早晚服。

10月12日诊查：患者疼痛减轻，咳嗽、胸闷、气短仍然，睡眠不实，多梦，少腹膨隆稍减，小便时阴茎作痛，排尿不畅，尿色黄赤量小，大便未解，食纳不香，口渴不喜饮。舌质淡红，苔黄厚腻，脉弦细而数，呼吸24次/min。擦伤部无感染现象，左胸及腋下肿胀仍然，捻发音（+），触按小腹部疼痛稍减。

服药已奏效，刘老非常高兴。治疗按原方不变，加车前子（包煎）、竹叶、川贝母、厚朴、大黄（后下），水煎300ml，分2次早晚服。

第三天诊查：患者自述：伤处已不痛，咳嗽、胸闷稍减，气短仍然，睡眠不实，少腹胀满大减，小便时阴茎已不痛，尿仍赤，量略增，大便未解，饮食略增，口干不喜饮。口唇干裂色淡，舌质淡红，舌苔黄腻，脉仍弦细而数，呼吸21次/min。外伤情况良好，骨折处无不良变化，擦伤皮肤良好，左胸及腋下肿胀渐消，捻发音（+）。

虽然病人已经渐趋好转，但气血胸症状仍未完全消退，并数日未解大便，溲赤而涩。刘老遵照"活血化瘀，理气化痰，疏通腑气"的原则，加重前方（12日方）药量，再进一剂。

第四天诊查：患者于昨天下午解大便一次，色黑而硬，小便仍赤，量已增多，少腹略感轻松，胸闷气短减轻，咳嗽大减。睡眠仍不实，饮食增加，口干微渴。有时全身不适，轰热，夜眠盗汗，头晕、耳鸣。伤处已不痛，查：舌质淡红，苔薄微黄，脉细数无力，呼吸20次／分，血红蛋白80g/L，红细胞374万/mm³，白细胞8400/mm³；局部所见良好，左胸及腋下微肿，捻发音（+）。

经过3天的治疗，病情基本稳定。虽然患者素体健壮，但因伤势过重，气血津液损耗太大。刘柏龄认为此时当"攻补兼施，不致攻邪而伤正，或补正而留邪"。方用：人参、黄芪、当归、川芎、赤白芍、生地黄、 牡丹皮、石菖蒲、远志、茯神、苏木、枳壳、瓜蒌、桃仁、竹叶、大黄（后下），接骨丹

10g，分两次冲服。水煎 300ml 分两次早晚服。该方服至 11 月 5 日。

经过 3 周多的治疗调养，11 月 6 日诊查：患者精神状态良好，食欲增加，二便调和，呼吸均匀，睡眠安稳，全身无不适感，左胸及腋下肿胀消失，捻发音阴性，局部大面积擦伤已痊愈，骨折处无压痛，左上肢已能抬举和外展，自动或被动活动无疼痛和障碍，化验检查：血红蛋白 115g/L，红细胞 410 万/mm^3，白细胞 8600/mm^3（11 月 2 日检验）。

刘老认为患者病情恢复良好，本着"动静结合"的治疗原则，协助患者于本日开始坐起，练功活动及深呼吸（约 15~30min），每日有规律地进行两次。患者除稍感气短外，无其他不良反应。刘老继续按上方治疗（其间稍做加减）至 11 月 23 日，经 X 线摄片检查：骨折已临床愈合良好，血气胸现象已消失。此后，仍遵前法调治，于 12 月 1 日始，患者能主动做些轻微劳动，如打水、擦地板等，亦无不适感。

刘老等全科医护人员经过 57 天的全力抢救治疗，12 月 8 日，李某痊愈出院。临行前，李某特意给医院党委写了一封感谢信，这位干了 20 多年农活的农民老大爷激动地说："都说只有西医才能救急，没想到中医也这么神奇，竟然这么快就把我抢救过来了。都说'伤筋动骨 100 天'，没想到我 50 多天就恢复了正常，身上没动一处刀。我感谢共产党，感谢党培养了像刘柏龄这样医术高超的大夫，是共产党的好医生给我第二次生命……。"

（2）一针见效——点刺"暴伤点"治疗急性腰肌扭伤

2001 年 3 月 12 日，一个 30 来岁女患者被一男子背着来到刘老的门诊，她疼痛难忍，面部表情十分痛苦。原来，她在 4 个小时前在工作单位劳动时不慎闪腰，致疼痛，不能活动。

诊查：腰部活动受限，腰 4~5 及腰 5、骶 1 间压痛（+），腰肌紧张，直腿抬高试验阴性。上唇系带显露"暴伤点"。

X 线摄片检查：脊柱腰段变直，各椎体未见明显异常。

临床诊断：急性腰肌扭伤。

刘老决定用点刺"暴伤点"宣通经络，针刺通经，舒筋，解痉祛痛。首先，进行点刺"暴伤点"。针具进行常规消毒后，用左手拇、食指提起上唇即可显露"暴伤点"（"暴伤点"是指位于上唇系带中点，"龈交穴"附近，米粒状的白色颗粒），用右手持三棱针将"暴伤点"刺破，同时点刺"龈交穴"至少量出血。然后进行针刺"人中穴"：患者仰靠椅上，于人中沟的上、中 1/3 交界处取穴，局部常规消毒后，用毫针向上斜刺 0.5 寸，重刺激、捻转，留针

20 分钟，每 5 分钟捻转 1 次，在留针过程中，令患者站起深呼吸并活动腰部。10 分钟后，患者腰痛症状立即消失，一下就站了起来，顷刻间就又像个正常人一样。神奇的功效，让患者连连感激。这一针下去不要紧，令在场的人顿时看得惊呆了，他们各个唏嘘不已："简直就是神针一样！一针见效，真不愧为老专家、老中医，这个专家号不白挂呀！"

急性腰肌扭伤，俗称"闪腰岔气"，是腰痛中最常见的疾病，多见于从事体力劳动者，或平素缺乏锻炼的人。其发病急，症状重，往往影响人们的正常生活、工作和生产劳动。所以对急性腰肌扭伤的诊断、治疗、预防，是腰痛防治的重点。早期治疗效果好，否则会遗有长期腰痛，造成治疗困难的不良后果。

这个一针见效的"神针"就是由刘老经过临床多年的实践独创的刘氏"一针法"，即点刺"暴伤点"（配刺人中穴）治疗。这个针法效果非常理想可靠、立竿见影。大凡急性腰肌扭伤患者，几乎都在上唇系带上出现"暴伤点"，该点位于督脉循行路线的尾端。《难经·二十八难》记载：督脉为阳脉，起于前后二阴之间的会阴穴，上行合并脊柱之中，继而上行至风府穴入属于脑，又经过头顶的百会穴，由鼻柱之中间至上齿龈之"龈交穴"而出。"暴伤点"的出现，可能是由于腰肌扭伤后，行于腰部正中的督脉经气受到损伤。督脉总督一身之阳经，为"阳脉之海"，阳经受损，均可反映于督脉。经络受损，经气不利，影响气血的运行，循督脉上行传至唇系带（龈交穴）遂现"经结"，即"暴伤点"。

点刺"暴伤点"有活血祛瘀，行气止痛之效，符合《内经》"宛陈则除之"的治疗原则。另外，《灵枢·终始》有"病在上者，高取之"，《玉龙歌》曰"脊背强痛泻人中，挫闪腰痛亦可针"，故配合针刺"人中穴"亦增强疗效，而"人中穴"亦督脉之络也。如此，可以激发督脉之经气，并借以调节诸阳之气，使气血流畅，从而改善损伤局部的气血瘀滞状态，达到"通则不痛"的疗伤止痛目的。

（3）手法治脊——"二步十法"治疗腰椎间盘突出症

病例摘要：两个月前，42 岁的工人王某，在一次搬家具时扭伤了腰，当时腰痛并不重，次日清晨突然腰痛剧烈，不敢活动，右腿放射痛。经某医院给服沈阳红药、手法按摩，症状稍缓解，但仍持续疼痛，近半个月症状加重。

2000 年 8 月 11 日，王某来到长春中医学院附属医院门诊刘老诊室。诊查：患者平腰，略有侧弯，活动受限，腰 4、5 椎棘旁（右）压痛明显，并向臀部及右腿后外侧放射，腰背肌紧张，直腿抬高试验：左 80°，右 40°，右小腿外侧有麻木区，肌张力减弱，沿坐骨神经干有明显压痛，走路轻跛。CT 扫描提示：腰 4～5 间盘突出，两侧隐窝狭窄。

临床诊断：腰椎间盘突出症。

辨证：腰伤后致督脉及足太阳膀胱经，两经经气受阻，气滞血瘀，经络运行不畅，不通则痛，致腰痛似折，不可俯仰。

治法：宜按摩手法治疗，按其经络以通郁闭之气，摩其壅聚以散瘀结之痛。

刘老运用"刘氏二步十法"给王杰按摩 30 分钟，患者自觉腰腿痛减轻，活动幅度增大，直腿抬高试验左 80°，右 60°。术后让患者卧床休息 30 分钟，并嘱每天有规律地做腰背肌锻炼，避免在腿伸直的姿势下搬取重物，以防扭伤腰部，引起病情加重或复发，汗后避风冷，预防感冒。

8 月 13 日，王某前来复诊，症状明显好转，进行第二次手法治疗，治疗后反应良好。共经 1 个疗程（10 次）手法治疗后，腰腿痛基本消失，脊柱侧弯纠正，直腿抬高双侧均达 90°。10 天后恢复正常工作。

"刘氏二步十法"：即第一步运用按、压、揉、推、滚 5 个轻手法，第二步摇、抖、扳、盘、运 5 个重手法，按序施术。是刘老在营卫气血、经络学说的基础上，以及大量临床实践研究，专门治疗腰椎间盘突出的手法。他认为本病属于腰背部"督脉"和"足太阳膀胱经"两经气血运行失调所致。然本病又多有外伤史者，巢氏《诸病源候论》说："伤损于腰而致痛也，此由损血搏于背脊所为。"故此出现"背脊强直，腰痛似折，下延䐃腨"等症状，非常近似腰椎间盘突出症。基于上述理论基础，而运用手法治疗，使经络气血得以宣通，则骨正筋柔，其痛自止。正如《医宗金鉴》所说："按其经络，以通郁闭之气，摩其壅聚，以散瘀结之肿"其患可愈。

六、走出去，弘扬祖国医学

在医、教、研第一线呕心沥血工作的同时，刘老还主动走出去，利用他在中国中医骨伤界的信誉和地位，出去讲学，搞学术交流，带国外研究生，弘扬和发展中国中医骨伤事业，让世界真正认识中国中医骨伤科学的神奇魅力。

刘老第一次出境，是 1992 年 9 月，应香港中医学会的邀请，进行讲学、会诊活动，长达 3 个月。在此期间，香港中医学会组织当地中

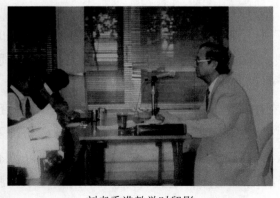

刘老香港教学时留影

医工作者，举办了多次学术讲座和多次大型会诊，刘老对常见病，如颈、腰椎病，肩、肘病等，作了理论上的阐述，并进行了手法、针刺治疗的演示。同时还接治了一些典型病例，如点刺"暴伤点"治疗急性腰肌扭伤、"一牵三扳法"治疗腰椎小关节紊乱症，都是立见功效。多数患者抬着或背着进来，经过治疗走着出去。另如肩周炎、网球肘经过针刺加手法治疗，收效甚速。使境外的中医学者，领略了来自中国大陆中医正骨大师的风范。

此次香港讲学，让刘老在国际中医正骨界声名鹊起，近到东南亚，远到美国，一些致力于中医正骨的专家、学者，都想方设法与刘老沟通，与他切磋医技，想拜他为师。也就是在这期间，刘老本着将中国中医正骨推向世界的想法，先后又在美国、新加坡、马来西亚和中国台湾等地收了研究生，将自己所学毫无保留地传给了这些境外华人，让中医正骨这朵艳丽的奇葩在世界医学领域绽放。

1995 年，刘老将美国的林秋收入门下，成为在海外收的第一个硕士研究生。林秋是福建省著名骨伤界大师林如高的长孙。林秋成了林氏正骨的传人，他毕业于福建中医学院，后来留学美国，入美国籍，自己在美国开了一家中医正骨诊所，在当地很有名气。这位具有远大志向、才华横溢的年轻正骨医师，在得知刘老的名气后，为提高业务，集百家之长，他报考了刘老的硕士研究生。1996 年受林秋的热情邀请，刘老来到了美国，一方面给林秋上研究生课，一方面借机进行考察和讲学，也进行了义诊。

1996 年 11 月，刘老又远赴新加坡讲学，同时给新加坡籍华人王邦旺、陈玉彬二位硕士研究生上课。

此间，刘老为一个当地很有名气的企业家治好了卧床不起长达半年之久的腰椎间盘突出症，让当地百姓认识到中国中医正骨大师果然名不虚传。

这个企业家 60 多岁，自从患了腰椎间盘突出症，腰痛，两下肢麻木、胀痛，活动困难，他们找了新加坡、美国、法国、德国等很多有名气的、这方面的医学专家诊治，吃了很多药，可是效果都不好。就在企业家和他儿子已经绝望的时候，他们听说来了一位中国中医正骨大师，便前来求治。刘老在研究生王邦旺医师陪同下来到患者家中，见到这位企业家。刘老先给病人进行了全面检查，并微笑着说："不要有什么顾虑，我们努力想办法给你治疗，估计 3 周左右能见效。"经过针灸、按摩、内服中药，一周左右，他的腰痛明显减轻，腿胀痛也轻了，但还有些麻木。再一周，能活动开了，到第三周的时候，这个在床上躺了半年的企业家，真的能离开床下地了。他简直不敢相信这个事实，激动地握着刘老的手说："太神奇了！中国中医太神奇了！"

一次次走出国门，一次次精彩的讲学和会诊，奠定了刘老在世界中医骨伤界非同寻常的地位。相继，各地慕名邀请他的人越来越多，刘老从不推辞，认真做准备，每到一地，都不虚此行，根据当地实际情况，做不同的讲学、报告、会诊，力求实效，让人看了就有收获，听了就有启发，让邀请的单位和医学界的同仁不得不钦佩他学术的精深和医德高尚的人格魅力。他不顾自己古稀年龄，只要能抽出时间，能走出去，他尽量走出去，利用自己在中国中医骨伤界的知名度，宣传中医骨伤事业，推广和弘扬中国中医骨伤技术。

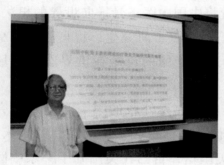

刘老日本讲学时留影

1998 年 8 月，刘老再一次来到大洋彼岸的美国，进行讲学、考察和带研究生；2003 年 1 月再一次赴新加坡讲学、考察和带研究生；2004 年 8 月，刘老赴欧洲法国的巴黎、德国的法兰克福、荷兰的阿姆斯特丹、比利时的布鲁塞尔以及卢森堡等国家考察、讲学；2004 年 9 月，刘老应日本邀请，赴日本新潟县讲学，发表论文《运用中医肾主骨的理论治疗骨关节病研究报告》。出席日本 21 世纪机能性食品开发国际会议，并在大会上作报告；2005 年 4 月，刘老应邀赴马来西亚柔佛洲中医骨伤科学会讲学并带研究生。会上发表论文《中国骨伤手法治疗的渊源发展及应用》（附"二步十法"治疗腰椎间盘突出症和"一针一牵三扳法"治疗急性腰肌扭伤）。同时出席马来西亚大马中医师公会进行讲座。

刘老每到一处，都在大力弘扬中国传统医学的悠久历史，对人类繁衍昌盛的保健贡献，以及对世界医学发展的促进作用。在具体的实践中，深得国外学者的推崇和赞扬，刘老和他们交朋友，并深情地交流学术经验，以不断充实自己的学识。

刘老在美国期间，接受了美国国际中医药学院聘为"荣誉博士"、美国国际华佗中医学院聘为教授兼副院长、美国健康组织协会聘为常务理事以及美国世界骨伤专家协会副主席等。

七、业绩丰斐，医史永驻

刘老是中华中医药学会终身理事，曾兼任中华中医药学会骨伤科分会副会长兼学术部部长；世界中医药学会联合会骨伤科专业委员会顾问；全国高等中医院校骨伤教育研究会常务副会长兼骨病学委员会主任委员；中国骨伤外固定学会副理事长；中华骨伤医学会终身荣誉会长；世界中医骨科联合会第一届理事会常务理事、副主席，第二届理事会常务理事、署理主席；第三届理事会资深主席；美国世界骨伤专家协会副主席；美国国际华佗中医学院教授兼副院长；美国世界健康组织协会常务理事；吉林省中医药学会顾问；《中国中医骨伤科》杂志（国家级）编委会副主委；《中医正骨》杂志（国家级）编委会副主委兼副总编；《中国骨伤》杂志（国家级）编委等职。

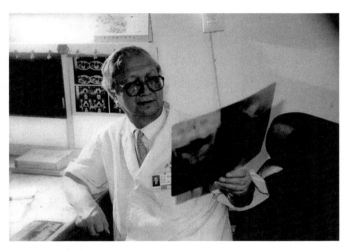

　　刘老对国家做出的突出贡献，党和人民没有忘记他，而是给了他很多、很高的荣誉。他是吉林省先进科技工作者（1983），省优秀科技人员（1987），省医药先进科技工作者（1996），全国杰出科技人才（1997），当代华佗医学教育家（1998 金杯奖），跨世纪骨伤医学杰出人才（2001 金杯奖），世纪骨伤杰出优秀人才（2004 环球金杯奖）以及资深名医等。他还被评为国家名老中医，是国家高徒和研究生导师，在全国同行中享有盛誉，他的名字和业绩已经被收进《中国当代中医名人志》《现代中医骨伤科流派菁华》《当代中国骨伤人才》《吉林英才馆大观》《中国当代高级科技人才系列词典》以及《中国骨伤科学词典》等志书中，被永远地载入史册。

　　刘老以继承先贤，启迪后学为己任，半个世纪笔耕不辍，他在诊疗之余，教学之暇，致力于理论著作和实践经验总结，在国内外医学杂志上，发表学术论文 40 多篇，其中有关"肾主骨"理论，在骨伤科临床应用方面，形成了自己的独特风格，在国内占领先地位。骨伤科手法治疗和理论与临床应用方面，也形成了自己的一派，并在全国范围内得到公认与应用。不仅如此，刘老还以充沛的精力著书立说，先后编著、主编、参编出版学术著作 23 部，这些著述中渗

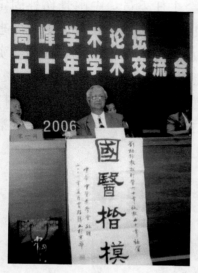

刘老国医之楷模

透了刘老60多年的医疗实践理论和50余年教学经验，为现代中医临证提供了系统的理论和实践技术。在理论和疗法的阐述方面，颇有见地，对继承发展祖国医学事业，做出了辉煌的成就。

第二节　刘柏龄学术思想形成过程

刘柏龄崇尚"肾主骨"理论，提出"治肾亦即治骨"的学术思想，形成了当代的"补肾学派"。刘老这一独特的学术思想的形成，不光与中医理论相关，重要的是其充满了传统文化的氛围的生长环境，他还经历了难能可贵的修心过程。一个合格的中医，绝不会除了中医外一无所知。传统文化的学习、身心意的修养，都为其中医之路打下了牢固的基础。在学术思想方面，刘老最初确立了"从血论治"理论基础，并认为"折骨伤筋病，手法先行"，提出手法复位的重要性。在漫长的临证、跟诊和自我琢磨的过程中，逐渐体会到"活血化瘀为先"是治疗骨病的首要原则，亦即"瘀去、新生、骨合"。后来，刘老在任教过程中仍不断研究总结，发现骨病除瘀之外，痰湿之邪同样是其治疗的关键点，形成了"痰湿瘀兼至，分清虚实"这一理论。在不断地教、学、行医的过程中，结合中医经典《黄帝内经》及《医宗金鉴》《仙授理伤续断秘方》等著作精髓思想，最终得出了"肾主骨"这一核心理论，即"治肾亦即治骨"。虽然刘老的学术思想看似在不同时期的理论不同，但其各个时期的思想其实是联合在一起的，只是每个阶段有所侧重，最终融合为一套完整的学术思想。下面，就刘老的学术思想形成过程进行介绍。

一、传统文化熏陶

刘柏龄出生于吉林省扶余县三岔河镇一个中医世家，传承着中医世家一贯的清苦、简约之风。

刘柏龄的祖父刘德玉是东北"刘氏正骨"第三代传人。刘柏龄从小受祖父的熏陶和教导，学习中医的方法总的来说有两条路可走，一是从易到难，如从

《药性赋》《汤头歌诀》《医学三字经》《濒湖脉学》等入手，掌握中医的基础和基本运用后再研读《黄帝内经》《难经》《伤寒论》《神农本草经》四大经典，返本归元。二是从难到易，学习的顺序与之相反，打下四大经典坚实的基础后，再学习其他的医籍，让思维得到发散。这两条路，其一入门易，路子稳。其二难，也许会一无所成，但若成，则一鸣惊人。两种学习方法不分优劣，因人而异。刘德玉先生为自己的小孙子选择的是第一条普遍而稳妥的道路。爱书成癖，过了五岁生日，祖父就开始教他读书、背书、写字，诸如《三字经》《百家姓》《千字文》《药性赋》《汤头歌诀》等。他都能熟读成诵。到七八岁时，他继续学习《大学》《中庸》《孝经》《濒湖脉学》等。中国传统文化的氛围熏陶也是学习中医的必要条件之一，一个人的思维模式，与他所接触的环境、文化等息息相关。中国文化的特点就是把复杂的问题不断凝练、提纯，直到最后精简为一个字。但这一个字却包含了千千万万的领域与运用方法，最典型的就是中国文化的十天干和十二地支，该理论无论是在中医还是在中国的古老文化当中的运用都堪称一绝。陆游曾说："汝果欲学诗，功夫在诗外。"刘德玉老先生深谙这一点，大爱无言，老先生默默付出，为刘柏龄造就了良好的传统文化的背景环境，刘柏龄在这样的文学氛围和环境中展开了自己一生的旅途。当时懵懂的他还不知，这条路将逐渐带领他走上一个难以想象的高度。真正的中医教育应从幼童开始，虽然这有很大的难度，普通人家不似从医的人家那般便利，有着得天独厚的条件，但是大多数的名医都是从世家走出的。虽也有那般矢志不移者自学成材，独闯出一条道路来，然而家庭环境的熏陶对一个医者的成长是尤为必要的。传统的中医有着传统的中医教育，那就是家传师带，这是一种独特的学习氛围，耳濡目染，言传身教，习者自可逐渐领悟中医的本质内涵和奥妙。

童年时期他在叔父的指导和帮助下，基本上读完了中医学的入门书籍，为他以后深研中医学奠定了良好基础。在不断地学习过程中，他以出色的成绩考入了新京（长春）国民高等学校。毕业后，他便毅然决然地回家乡继续随叔父刘秉衡学医治病。

刘柏龄正式学医是在16岁。他从"国高"毕业回到家乡，在叔父身边开始悉心学习中医理论，并跟随叔父出诊，立志秉承祖业，用自己的行动实现"不为良相愿做良医"的人生理想。在熟读入门的医学书籍后，他又深入地研读了《濒湖脉学》，并重点学习《医宗金鉴》，这部医学巨著，着重读透了《正骨心法要旨》《外科心法》以及《幼科心法》。还重点学习《黄帝内经》《伤寒论》

《金匮要略》《神农本草经》《本草备要》《温病条辨》《伤科补要》《疡医大全》等。在浓厚的传统文化熏陶，以及扎实的中医理论知识下，刘柏龄渐渐开始更多地接触患者。

二、折骨伤筋，手法先行

熟读王叔和不如临证多。自从叔父给他指出了中医入门医书及中医经典著作后，他就开始了反复研读，尤其是《濒湖脉学》让他几乎翻烂了，且能熟背下来，可是放下书之后，他还是不得要领，到了给患者切脉，很难确定诊断，这便是古人所说的"指下难明"。叔父教导刘柏龄："学切脉，关键就是要在实践中学习和理解，在实践中掌握和运用啊！"此后，他逢病人就给人把脉，然后再看叔父对病人把脉，并讲解病人的病情病理和治疗方法，从中慢慢体会，时间长了，他自己就多了心得体会，对各种脉象渐渐有了认识和粗浅掌握。

切脉是对患者全身状况的一个了解，对手法整复骨折有着很重要的借鉴作用。经过无数次的切脉，日积月累，他逐渐掌握了要领，对病人的切脉准确程度越来越高，以致后来几乎跟叔父切脉的结果基本达到了一致的水平。后来在不断地临证过程中，他进行了第一次正骨。学习正骨的重点是正骨手法，须在临床实践中体会运用，熟练掌握"摸、接、端、提、推、拿、按、摩"后，久而久之，才能得心应手，收到实效。所以刘柏龄经常和叔父一起为患者接骨、拿环，顺骨捋筋。

长久的练习后，刘柏龄的整复技术渐渐上手，但从未独立在患者身上尝试过。有一次叔侄俩接诊了一个肱骨髁上骨折的儿童，刘柏龄鼓起勇气，决心和叔父把这个儿童的骨折整复好。他把用什么手法，怎样进行复位，向叔父说了一遍。经叔父同意后，克服恐惧心理，请叔父握住患儿的上臂，自己握住患儿的前臂，作顺势相对拔伸，然后用手挤压远近骨折端，纠正重叠移位，复以两手拇指从肘后推远端向前，两手其余四指重叠环抱骨折近端向后拉，同时用捺正等手法矫正侧方移位，在拔伸下屈曲肘关节，且感到复位的骨擦感而成功。这是第一次以他为主进行正骨，刘柏龄已经紧张的大汗淋漓了。用小夹板固定后，X 线摄片检查：完全达到解剖复位，这年刘柏龄 18 岁。

医学实践需要从年轻的时候就开始，在扎实自己理论知识的基础上，突破自己的心理障碍，敢动手、多动手才能成为一个合格的中医师。

随着临床经验的丰富，刘柏龄的医术也在不断提高，叔父不在的时候，他也能给患者诊治一些常见病。早春的一天凌晨，天还挺黑，就听有人叫门接先生（当地对医生的称呼）。刘柏龄披衣开门一看，两个农民赶着一辆花轱辘车站在门前，那个年轻的农民急切地找刘老先生出诊。

　　然而叔父出诊并没有回来，患者家属焦急万分，那时的刘柏龄深深体会到了"病家盼医，如溺水求援"。刘柏龄自愿代叔父出诊，经家人同意后，询问了患者的情况，带上急救用的材料后，认真地检查一下药包里的药，前往病人家中。到达之后，刘柏龄被眼前的景象震惊，不大的土炕上躺着一个浑身都是白面的人。刘柏龄来不及细问，忙检查一下伤势，发现病人伤得很重，创面特别大，从左侧眼眶及脸颊至唇上全部被撕裂开了，颧呈凹陷性骨折，而且伤口还在渗血，病人已经处于昏迷状态，脉沉细无力，呼吸微弱，口唇苍白干裂。

　　刘柏龄凭着跟叔父多年从医的经验，从脉象上推断，这个患者，还有救治的希望。他紧忙把大剂量当归补血汤加大剂量人参急煎给病人灌服，紧接着给患者进行创面处理。由于创面很大，处理起来很费事，只能一点一点地清洗，然后敷上止血药。这时刘柏龄就全神贯注的仔细观察病人的神态、呼吸和脉搏。令人高兴的是病人有了好的转机。脉搏虽然仍处于沉细无力的状态，但病人的神态较好，呼吸逐渐变得均匀了。

　　刘柏龄成功地抢救了患者，患者全家人都松了一口气，尤其患者的父亲拉着刘柏龄的手说："小刘先生你可是我们的救命恩人啊！没想到我儿子能活过来，太感谢你啦！"这次用中药救治病人，刘柏龄也感到不可思议，他暗自庆幸这次抢救危重病人的成功。

　　刘柏龄时年19岁，初次独自行医的成功，给他以极大的鼓励，让他对自己的未来充满了信心和希望。他要学扁鹊、华佗、张仲景、孙思邈、李时珍、陈实功、叶天士等中国古代名医，博采众方，开拓自己的医学新领域。骨科虽属于外科范畴，但也要求医者对阴阳、气血经络等内科生理系统有详细的了解，这样才能更好地掌握患者的全身状况，包括对五运六气的运用，可以对患者的全身状况，以及预后等，都有很大的价值。

　　通过一次次的整复，一次次的实践，刘柏龄于这一期间，形成了最初的学术思维——"折骨伤筋病，手法先行"。后来他逐渐整理出整体与局部并重，内外兼顾的特点，尤其注重手法的应用与研究，他荟萃隋、唐以来骨生手法精华，整理研究，自成体系，将手法归纳为治骨和治筋两大类。正骨手法归纳为：拔伸、屈转、端挤、提按、分顶、牵抖、拿捏、按摩八法。在理筋手法治疗中，刘柏龄强调经络辨证，治疗中因人施术，自创了"两步十法"治疗腰椎间盘突出症，"理筋八法"治疗腰肌劳损，同时强调手法与针刺配合应用，创立了

"一针一牵三扳法"治疗腰椎小关节紊乱症，针刺人中穴、点刺"暴伤点"治疗急性腰扭伤，疗效显著。刘老手法在我国北方独成一派，在我国骨伤界具有重要的学术影响力。

三、自负与明悟

没有一个人的人生是一帆风顺的，刘柏龄也曾遇到过曲折，心路的曲折。在长期，刘柏龄跟随叔父学习和诊疗的时候曾发生过这样一件事，那是在一个

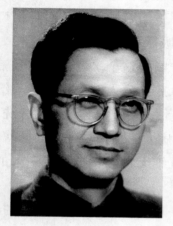

年少才俊略带一丝轻狂

阴天小雨的午后，叔父被请去人家看病，病人手臂摔伤，家人说是骨折了，很着急。已经请了两个先生看过了，都没弄好。叔父便跟人一起去了，刘柏龄也跟着一起。到了人家，检查患者之后，叔父看到了患者的面色似不大对劲，又看了看另外两个大夫，心中略有所思。年轻的刘柏龄看了另外两个大夫，皱了皱眉头，轻笑一声并微微摇了摇头。叔父观察到了刘柏龄这个细小的动作，知晓刘柏龄的心中可能已产生了一丝傲慢。长期没有磨难的考验，容易使一个人看不清自己，如黑夜里没有一盏指路的明灯。叔父正想着，刘柏龄已上去为患者接骨，

刚一牵引患者手臂，患者吃痛，表情痛苦，随即脸色刷白，虚弱得有昏迷的趋势。刘柏龄吓了一跳，赶紧松手，心里紧张得出了冷汗。叔父一个箭步跨到患者身边让其平躺下来，并点压人中穴，观察患者的面色虽白，但精气神尚可，渐渐松了一口气。刘柏龄呆呆地站在一旁，不知所措。原来患者刚刚生产完不久，气血大亏，对疼痛也很敏感。此时此刻一个疼痛刺激都有可能导致昏厥。只知道正骨，忽略了患者的全身状况，对搞骨伤的是一大忌。叔父开了几付汤药，为患者先调理体质，向家属交代了后续治疗手段及注意事项后，带着刘柏龄回到了诊所，叔父看了看发呆的刘柏龄，轻叹了一口气，语重心长地开口："三人行，必有我师。每个人身上都有你值得学习的地方，都有你比不上的优点。刚刚那个女娃的骨折很常见，但那两位大夫却没敢动手，你有没有想过为什么。我看她脸色不对劲，一定有别的隐疾。你不思索，更不问清，鲁莽地动手会出大事。你刚刚的神情我都看在眼里，你有些看不起他们两位先生。"刘柏龄抬头看了看叔父，又默默低下了头。叔父接着说："自傲毁人，你把自己的位置放得高，觉得人家不行，这是你犯得最大的错。上善若水，水善利万物而不

争。当你知晓这一点，就懂得，低，才是真正的高。"刘柏龄怔怔的抬头望着自己的叔父，感觉自己脑海中好像有一片模糊的云烟在翻滚。叔父慈爱地看着刘柏龄："三思而后行，你，要学会思索。去吧，孩子，去一个人静一静。"刘柏龄闻言点头，默默走到屋后的屋檐下，看着檐边接连不断滴下的雨帘，若有所思，许久后，嘴中喃喃："雨从天上来，却由地而生，天地本是一个整体，人身自有天地，人也是一个整体，刚刚是我大意了。我的确如叔父所说，心中渐渐有了傲慢，什么时候开始的连我自己也不知道。"雨渐渐小了，刘柏龄依旧默默地看着雨，看着天，直至雨停，阳光拨开了乌云。刘柏龄心中的云烟也被拨开，似有所悟："看起来简单的东西往往是最容易出问题的，这次这个弯路我走的值得。真正经历过弯路并走出来后才发现弯路其实是一个医者的磨刀石，才明白日后成就的根源不过是"曲则全"这个天道法则在人身上的表现。"刘柏龄长叹口气，微微一笑，眼中露出一抹睿智，心结已解。突破心理瓶颈后的刘柏龄，迎接他的是一条全新的阳光大道。使得刘柏龄在以后的行医之路上更加得谨慎、细致。医者如修行，需修身，亦需修心。

四、"肾主骨"的萌芽

1946 年开始，刘柏龄便开始独立正式接待病人。后来成立了扶余县第十八区（三岔河镇）中医联合诊所。刘柏龄率先参加了诊所，并将自己诊所以往的一些用具、医疗器械和药品送进了诊所。同年参加了卫生工作者协会，被选为扶余县第十八区（三岔河镇）分会组织委员。刘柏龄边学习，边实践，边研究，结合家传学术思想，较早的确立了"从血论治"的学术思想；以"活血化瘀为先"，亦即"瘀去、新生、骨合"，达到骨伤治疗目的。他在"从血论治"学术思想的基础上，提出并产生了"治肾亦即治骨"的学术思想萌芽。这一学术思想，对骨伤病来讲颇有创意和比较完善的学术思想。这是以"肾主骨、生髓，髓充则能健骨"的理论为指导提出的。

1951 年，扶余县人民政府，将刘柏龄调到区人民卫生所（今扶余县人民医院前身）任中医师。正当刘柏龄专心致志地、夜以继日地深入研究，如何提高对常见病和多发病的治疗方法、方药等的紧张时刻，扶余县人民政府卫生科通知他报考吉林省中医进修学校。他按县政府通知要求的时间，如期报道迎接考试。

1955 年 8 月上旬的一天，刘柏龄被省中医进修学校录取，并担任班内的学习委员。1956 年 11 月，一年的进修学习结束了，经过毕业考试，全部合格，并获得"品学兼优奖（奖状与奖品）。后留校担任《中国医学史》的教学任务。

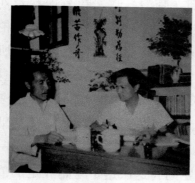
1961 年任教期间

1958 年学校领导经过挑选，决定选派刘柏龄和任继学两名出类拔萃的年轻教师去北京深造。1958 年 8 月 10 日，刘柏龄一行来到了他们盼望已久的北京中医学院（现北京中医药大学）。刘柏龄被学校推荐为班级的学习委员。医学知识上跨越式的提高。使得刘柏龄有机会在北京学习期间主持并组织编写了全国高等中医院校的第一版教材《中国医学史讲义》。经过五个月的紧张忙碌，终于完成了《讲义》的初稿，由刘柏龄进行了统稿。

五、新生的理论——痰湿瘀兼顾

1960 年他从北京回来的时候，吉林省中医进修学校已经于 1958 年 8 月更名为长春中医学院，即现在的长春中医药大学。校领导让他担任中国医学史教研室负责人和中医外科教研室主任，并兼管五官科教研室。那时的中医外科教研室包括疮疡外科、骨伤、皮肤和肛肠等科，是全校最大的一个中医教研室。在教研的过程中，刘老对大量的基础理论以及医案进行了归纳，通过总结提炼，发现骨病从血论治、肾虚为本的理论似乎并不完善。如腰椎间盘突出症的病案中，患者舌苔常厚，平素纳差。刘老通过分析，考虑到肾为先天之本，脾胃为后天之本，先后天密不可分，土水合德，水病必然累及到土。肾虚、瘀血的同时常伴有痰浊湿邪，虚实夹杂。祛邪则徒伤正气，补益则益疾实邪。然而并不是补益与祛邪的药物同时运用就能治好病，如何消补兼施才能真正解决问题，是一个难题。这时期，刘老形成了"痰湿瘀兼顾，分清虚实"的思想萌芽。

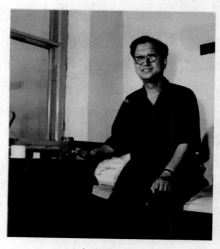
1960 年北京学习归来

当时的教学所面临的最大困难是急需教材，尤其需要《中国医学史讲义》和《正骨学讲义》。一个暑假，他编写了两部教材在长春中医学院建校之初，由于设备奇缺，人员不足，刘柏龄一人承担了中国医学史、中医外科学和中医正骨学的教学工作，成为一人兼三个教研室的负责人。但正是因为庞大的压力，刘柏龄发挥出了前所未有的动力，结合了古现代医学著作，认真思索下，在学术思想上有了创新的想法。他对"肾主骨"和"治肾亦即治骨"的理论做了深入研究。他认为保养肾的精气，是抵御病邪、防治骨病、骨折，延缓衰老的重要措施。如女子七七、男子八八以后，肾脏衰、精少，筋骨、肌肉得不到很好的滋养，因而形体皆极，骨质脆弱，易发生骨折，且折后愈合较慢。临床上女性绝经后发生骨质疏松以及男性好发骨质疏松的年龄与《素问·上古天真论》所述"男不过尽八八，女不过尽七七，而天地之精华皆竭矣"的年龄段相吻合。因此，早期调养，保精气，壮筋骨，对防治老年"骨属屈伸不利"和骨折等病患是非常重要的。"肾主骨"理论由历代医家继承与发扬、不断地丰富与充实着，临床上的引用也越来越广泛。汉·张仲景在《金匮要略》中指出："虚劳腰痛，少腹拘急，小便不利者，八味肾气丸主之"，隋·巢元方《诸病源候论·腰痛候》云："凡腰痛者有五：一曰少阴，少阴肾也。十月万物阳气伤，是以腰痛……三曰肾虚，役用伤肾，是以痛。"《诸病源候论·风湿腰痛候》云："劳伤肾气，经络既虚，或因卧湿当风，而风湿乘虚搏于肾经，与血气相击而腰痛"《诸病源候论·卒腰痛候》指出："夫劳伤之人，肾气虚损。而肾主腰脚，其经贯肾络脊，风邪乘虚，卒入肾经，故卒然而患腰痛。"《诸病源候论·久腰痛候》认为："夫腰痛，皆由伤肾气所为。肾虚受于风邪，风邪停积于肾经，与血气相击，久而不散，故而腰痛。"《诸病源候论·腰痛不得俛仰候》云："肾主腰脚"，"劳损于肾，动伤经络，又为风冷所侵，气血搏击，故腰痛也"。这句话明确了腰痛除猝然伤损于腰而致的腰痛外，其余腰痛皆与"肾气虚损"有关，即便是突然腰痛，亦与原有的肾虚有关，这就为后天"治肾亦即治骨"思想的形成奠定了坚实的基础。

十年动乱后期，根据新的教学精神，刘柏龄又重编了《正骨学讲义》（大学本科用）和《中医伤科学讲义》均由长春中医学院出版应用。1974年刘柏龄参加编写全国统编教材《外伤科学》，1975年出版发行，1980年参加编写全国统编教材《中医伤科学》。1984年参加编写全国统编教材《中医伤科学》。1996年主编全国高校统编教材《中医骨伤科学》。刘柏龄还主编了全国高等中医院校骨伤专业教材：《中国骨伤科学·治疗学》《中医骨伤科各家学说》。自著《刘柏龄治疗腰病手法》等书籍。刘柏龄在中医骨伤科教材建设方面，做出了很多的贡献。整理编纂教材期间，刘柏龄做了大量的整理以及总结工作，对他的学术思想有了进一步的凝练。刘老对"肾主骨"理论有独到的见解，他认为治肾亦即治骨，刘老认为腰痛多是肾亏为本，外伤或劳损或风寒湿邪为诱因所导致的，故刘老治疗腰痛对补肾类中药总是情有独钟，如川杜仲、金毛狗脊、熟地黄、枸杞子、淫羊藿、肉苁蓉等，刘老总是善用这类中药，而且，刘老认为人体阳气很重要，其常常口述引用内经原文：《素问·生气通天论篇》："阳气者若天与日，失其所则折寿而不彰，故天运当以日光明。是故阳因而上，卫外者也。"唐·王冰注释为："谕人之有阳，若天之有日，天失其所则日不明，人失其所则阳不固，日不明则天境瞑昧，阳不固则人寿夭折。言人之生，固宜借其阳气也。"清·张志聪云："此复言人之阳气，又当如天与日焉。若失其所居之位，所运之机，则短折其寿而不能彰著矣。夫天气，清净光明者也，然明德唯藏，而健运不息，故天运当以日光明。天之藏德不下，故人之阳气亦因而居上；天之交通，表彰于六合九州之外，故人之阳气所以卫外者也。太阳主天，合少阴之君火而主日，故曰若天与日。"刘老则强调人体阳气的重要性时提出"阳主生发"故每每临证中总是善于运用制附子、肉桂等具有温阳升发类中药，以达到提携升发阳气，达到促进骨病愈合之作用。

六、学术思想指导下的科研与发明

刘柏龄在实践、教学、研究过程中不断总结，不断提高，提出"痰湿瘀兼顾，虚实分清"。并强调骨伤科疾病多以"肾虚"为本，所以提出"治肾亦即治骨"，这里的"治肾"实质上就是"补肾"，刘老善用补肾中药治疗骨伤科疾病，但在临床上刘老并非一味单纯的用补肾中药治疗所有骨伤科疾病，而是以补肾中药为主，兼顾其他致病邪气，这样往往收到良好的疗效，刘老反对按图索骥，主张灵活应用、辨证论治来治疗骨伤科疾病，比如，腰椎疾病往往在肾虚的基础上合并有痰湿、瘀血等，但往往都是以素有肾亏为本，兼夹其他邪气，所以治疗过程中以补肾为主，兼顾痰湿瘀；刘老治疗过程中往往以熟地黄、杜仲、狗脊、淫羊藿、肉苁蓉、巴戟天、补骨脂等补肾中药为主，以白僵蚕、蜈蚣、薏苡仁、苍术、川萆薢、汉防己、车前子、泽泻、红花、桃仁、紫丹参等祛痰湿化瘀，治疗颈椎疾病时，刘老除补肾外，认为"筋骨的濡养不离气血"，所以除应用补肾中药外，还应用益气养血及活血药物，如黄芪、当归、紫丹参等，一并兼顾痰湿瘀之邪。《素问·通评虚实论》云："邪气盛则实，精气夺则虚。"对于膝关节疾病，如关节软骨损伤、滑膜炎等，如果关节腔内积液比较重，说明有湿有瘀，久之瘀阻不通，必化痰，刘老治疗时，往往应用祛痰湿利关节之药物为君药，而以补肾中药为辅，这就是疾病病因的虚实之分，湿瘀或日久化痰，必阻滞经络关节，为肿为痛，这时是以实证为主，所以一般以祛痰湿化瘀的药物来治疗，如薏苡仁、汉防己、川萆薢、车前子、苍术、制半夏、白僵蚕、蜈蚣、骨碎补、桃仁、红花等；对于退行性骨关节疾病，关节软骨破坏较重、肝肾亏虚明显、关节腔缺少润滑液而伴关节疼痛、屈伸活动受限者，往往辨证以虚证为主，给予补肾中药为主，兼顾痰湿瘀邪，给予通络药物；如枸骨叶、丝瓜络、豨莶草、伸筋草、蜈蚣等。刘柏龄从事中医药教育和临床工作以来，始终把科学研究工作放在首位，他遵照《黄帝内经》所说："三八肾气平均，筋骨劲强，四八筋骨隆盛，肌肉满壮，五八肾气衰，发堕齿槁。"又说："腰者，肾之府，转摇不能，肾将惫矣……骨者，髓之府，不能久立，行将振掉，骨将惫矣。"研究治疗骨质增生的"骨质增生丸"新药处方。该药经吉林省科委、省卫生厅主持科研成果鉴定，专家们认为属国内首创，具有国内领先水平。该药已纳入《中华人民共和国药典》，应用半个多世纪，取得较好疗效，总有效率在90%以上。从而填补了治疗骨质增生病的国内空白。

20世纪80年代，在骨质增生丸处方的基础上，又研制出治疗颈、肩、腰、腿痛新药"壮骨伸筋胶囊"；20世纪90年代研制出治疗骨质疏松的"健骨宝胶囊"和治疗股骨头无菌性坏死的"复肢胶丸"。这是刘柏龄第二代、第三代科研成果，应用于临床疗效均较满意。治疗骨质疏松的"健骨宝胶囊"、治疗风湿的"风湿福音丸"、治疗软痛及风湿骨痛的"汉热垫"、"药柱灸"，均获得省级科研成果鉴定并获奖。

刘柏龄自创"二步十法"治疗腰椎间盘突出症、点刺"暴伤点"治疗急性腰肌扭伤、"一牵三扳法"治疗腰椎小关节紊乱症、"旋转牵拉松解法"治疗肩关节周围炎、"理筋八法"治疗慢性腰肌劳损，不仅独具一格，而且疗效卓著。他开辟了无需手术，用中药能治好骨伤科疑难病的新途径。刘老认为"以筋骨为重，不离气血"。伤筋损骨亦可累及肝肾之精气，临床治疗筋骨疾病，需要调气血，不可将眼光只专注于筋骨方面。唐·孙思邈在《备急千金要方》云："肾应骨，骨与肾合"、"肝应筋，筋与肝合"，实践证明，举凡人之肝肾精气充足，可使筋骨强壮有力。反之，若其人素质不壮，或久病体虚，肝肾之精气不充盛。对比起来，如遭受同一暴力，则后者遭受轻微外力，即可能易发生骨折或脱胯。因此，筋骨伤后，若能注意调补肝肾，充分发挥精生骨髓、血荣筋络的作用，就能促进筋骨的修复。所以骨伤科临床，在三期分治的原则下，强调补益肝肾，益精填髓，固本培元的法则，是非常重要的。在临床上，筋骨是肝肾的外合，故有肝之合筋与肾之合骨的论说。肝主筋，肝又为藏血与调血的重要脏器，在正常的情况下，肝脏通过筋的作用，主"动"与"握"。如果肝病，不但藏血的作用发生障碍，而且容易使风自内生。外风过亢，也能伤肝。这两种致病因素，都能使筋的活动能力失常，呈现抽搐挛急或萎软无力等病理现象。故《素问·阴阳应象大论》曰："肝生筋在变动为握……风伤筋。"又《素问·痿论》："肝主身之筋膜，筋膜干，则筋急而挛，发为筋痿。"这是说在无病的情况下，肝血能濡润营养筋骨，而肢节才"能步"、"能摄"。一旦肝病，则筋病丛生，如筋萎、筋软、筋挛等。不仅如此，凡一切行动坐卧的支持能力，也都是以筋的充盛与否为转移。故而"疾走伤筋"、"肝厥好卧"，说明肢体的运动，完全取决于筋的机能是否正常，而筋的机能是通过肝脉来营养的。所以，骨伤科临床，特别强调柔肝以养筋，活血和血以舒筋，补血养血以续肌，是具有重要意义的。刘老在临床上治疗肩关节周围炎，俗称"漏肩风"、"肩凝症"，因该病好发于50岁左右的患者，而又称为"五十肩"。盖因五旬之人，肝肾不足，气血渐亏，抑或长期劳损，或肩部露卧着凉，寒凝筋脉而致本病。究其致病机理，乃系肝肾亏虚，气血衰弱，血不荣筋为内因之本，风寒湿外邪侵袭、劳损为外因之标。于此，临证以益肝肾、补气血为治之本；温经络、祛风湿、止疼痛为治之标，是治筋之大法也。临床上常以生山楂、乌梅之酸以入肝为方之主；桑椹、淫羊藿入肾益精填髓为方之辅，更佐姜黄、桂枝等以温运肢节，并引药直达病所，芍药、炙甘草为使，以缓急止痛，诸药合用，每收卓效。肝藏血，血养筋，肝血足则筋脉得养，肾生髓，髓养骨，筋骨全赖于气血的濡养，气血充盈，则筋强骨壮，气血衰弱，则筋弱骨衰。所以，临床上在治疗筋骨的疾病时，调补肝肾，但前提是气血充盈，若气血不足，则筋骨亦随之衰退，若气血充足，再加以调补肝肾，则筋骨功能强壮，此即年轻气血充盈，虽伤但机体修复快，年老，气血亏虚，筋骨伤后则机体修复较慢的原因。正如清·沈金鳌《杂病源流犀烛》所云："跌仆闪挫，卒然身受，由外及内，气血俱伤病也。"这说明了伤筋动骨必然会伤及气血，所以治疗筋骨疾病在调补肝肾时，务必调治气血。

七、让中医走向世界

1992 年 9 月，刘柏龄应香港中医学会的邀请，进行讲学、会诊活动，长达三个月。在此期间，香港中医学会组织当地中医工作者，举办了多次学术讲座和多次大型会诊。对常见病如颈、腰椎病，肩、肘病等，作了理论上的阐述，并进行了手法、针刺治疗的演示。同时还接治了一些典型病例，如点刺"暴伤点"治疗急性腰肌扭伤、"一牵三扳法"治疗腰椎小关节紊乱症,都是立见功效。多数患者被抬着或背着进来,经过治疗自己走着出去。另如肩周炎、网球肘经过针刺加手法治疗,收效甚速。使海外的中医学者,领会了来自中国大陆中医正骨大师的风范。

一次香港讲学,让刘柏龄在国际中医正骨界声名鹊起,先后又在美国、新加坡、马来西亚和中国台湾等地收了研究生,将自己所学毫不保留地传给了这些境外华人,让中医正骨这朵艳丽的奇葩在世界医学领域绽放。

1996年,在新加坡期间治愈一位60多岁的当地企业家王某,因患腰椎间盘突出继发椎管狭窄,卧床长达半年之久。经过德、法、美国及当地专家诊治过,均不见效。该患者又不同意手术治疗。经过刘柏龄给他用针灸、手法及服中药治疗三周,竟能离床活动,四周后,基本痊愈。这一例证在新加坡轰动很大,誉称刘柏龄为中国神医。

一次次走出国门,一次次精彩的讲学和会诊,奠定了刘柏龄在世界中医骨伤界非同寻常的地位。每到一地,他都根据当地实际情况,做不同的讲学、报告、会诊,力求实效。他不顾自己古稀年龄,只要有机会就宣传中医骨伤事业,推广和弘扬中国中医骨伤技术。

刘柏龄在美国期间,接收了美国国际中医药学院授予"荣誉博士"、美国国际华佗中医学院聘为教授兼副院长、美国健康组织协会聘为常务理事以及美国世界骨伤专家协会副主席等。

八、承前启后,思想融合

刘柏龄对国家以及中医事业做出的突出贡献,党和人民没有忘记,而是给了他很多、很高的荣誉。他被评为国家名老中医,是国家高徒和硕士、博士生导师,在全国业内享有盛誉,他的名字和业绩已经被收进《中国当代中医名人志》《现代中医骨伤科流派菁华》《当代中国骨伤人才》《吉林英才馆大观》《中国当代高级科技人才系列辞典》以及《中国骨伤科学辞典》等志书中,被永远地载入史册。

刘柏龄经常以继承先贤、启迪后学为己任,半个多世纪笔耕不辍。他在诊疗之余,教学之暇,致力于理论著作和实践经验总结,在国内外医学刊物上发表学术论文50余篇,其中有关"肾主骨"理论在骨伤科临床应用方面,形成了自己的独特风格,在国内居领先地位,在骨伤科手法治疗和理论与临床方面,也形成了自己的一派,并在全国范围内得到公认。编写了众多中医书籍,融合

了自己几十年来对于骨病的研究和认识，为现代中医临证提供了系统的理论和实践技术，在理论和疗法的阐述方面，颇

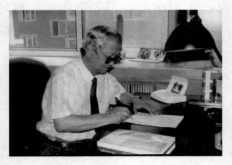

有见地，对继承发展中医事业，做出了辉煌的成就。

刘老的学术思想从年少经历时初步确立了"折骨伤筋病，手法先行"的思想理念，通过实践、钻研经典，形成了"从血论治"的初期的学术思想；以"活血化瘀为先"，亦即"瘀去、新生、骨合"，来治疗骨伤的方法。后来逐渐通过广泛的学习与交流，在原先思想的基础上，发现痰湿瘀兼杂的病理特征。之后又逐渐产生了"肾主骨"的理论萌芽，并使之得到发展，形成其一生的学术思想理论的核心。理解、创新、运用，在临床治疗中收到了良好的效果。刘老一贯谦虚谨慎，以诚待人。时时以"矢志岐黄，继承、创新、为人民"为座右铭来鞭策自己。他很少说豪言壮语，但却一直默默地在中医的这篇土地上耕耘，用行动来诉说着心中矢志不渝的中医梦。

第三节　刘柏龄学术思想的临床应用

一、以调肾为主，重视阴阳

（一）补肾益脾壮骨法治疗骨质疏松

李某，女，55 岁，退休职员。

初诊：1999 年 8 月 15 日。

主诉：腰背痛 2 年余，加重 1 个月。

病史：患者 2 年前无明显诱因，自觉腰背酸痛，晨僵现象明显，四肢沉重，乏力，时轻时重，近 1 个月症状加重。服过大量"盖中盖"等，无明显效果。50 岁绝经。

查体：轻度驼背，活动轻度受限，脊柱广泛压痛，直腿抬高试验（—）。舌质淡，苔薄白，脉沉弦。

X 线摄片显示：脊柱（胸腰段）后凸变形，各椎体呈鱼尾状改变，骨质

疏松。

临床诊断： 骨质疏松症（骨痿）。

辨证： 肾虚髓减，脾弱精衰，故骨失充养而致骨松变（骨痿）。

治法： 补肾，益脾，壮骨。

处方： 淫羊藿25g，肉苁蓉20g，鹿角霜15g，熟地黄15g，鹿衔草15g，骨碎补15g，全当归15g，生黄芪20g，生牡蛎50g，川杜仲15g，鸡血藤15g，广陈皮15g，制黄精15g，炒白术15g，日一剂，嘱服2周。

复诊： 8月29日。服药2周，症状逐渐减轻。唯睡眠欠佳。拟前方加夜交藤25g，生龙齿25g，嘱再服2周。

三诊： 9月13日。晨僵、腰酸背痛明显减轻，步履较前轻松、有力，睡眠好转。嘱仍按前方继续治疗月余，后服健骨宝胶囊而收功。

【按语】 骨质疏松，多见于老年人或绝经后的妇女，是腰背痛较常见的原因之一。国外文献报导：凡年龄大于50~60岁的男性和大于40~50岁的女性都有不同程度的骨质疏松。国内郭世绂报导100例，年龄多为50~70岁，男女之比约为1:2。因此，本病又有"增龄性骨质疏松"、"老年性骨质疏松"等称谓。祖国医学对本病虽无系统的论述，但从其临床表现及骨结构改变上看，当属"骨痿"、"腰背痛"等范围。《素问·痿论》云："肾气热，则腰脊不举，骨枯髓减，发为骨痿。"腰脊不举，就是腰部不能挺直过伸，此与骨质疏松症主要特征"圆背"畸形，腰背不能挺直是一致的。于此可见本病的真正原因，是肾虚内在因素为根本，风寒湿邪以及小外伤的侵袭、积累为外因的发病机理。然本病虽属先天之肾气虚，本在先天，日久势必影响后天之脾胃，运化失职，营养补给不充，气血虚衰等见症。故其治当在补肾益精的同时，必须兼理脾胃以求全功，是治法之大要也。

本病例是一绝经后妇女，其病因乃属肾脾具虚之候。故治以自拟方"补肾壮骨羊藿汤"。药用淫羊藿入肝肾经，补命门，兴肾阳，益精气，以"坚筋骨"也，主腰膝酸软无力，肢麻，痹痛，为君药；合臣药肉苁蓉，鹿角霜之入肾充髓，补精，养血益阳，与君药相配伍，其强筋健骨之力益著；配熟地黄之滋肾阴健骨，骨碎补，鹿衔草以入肾补骨镇痛，当归之补血，黄芪、牡蛎、杜仲益气敛精，盖有形之血赖无形之气而生，故久病或年老体衰，气血不足，精少，力疲，骨痿筋弱者，于此，将会获得很大裨益；加入鸡血藤之活血补血，通经活络，止痛，以取"通则不痛"之功。黄精，白术，陈皮，以益气补精，健脾和胃，且可拮抗本方滋补药腻膈之弊，皆为佐使药。以上诸药相伍，有补命门，壮肾阳，滋阴血，填精髓，通经络，健脾胃，坚筋骨之功效。

本方药临床应用 30 多年，疗效可靠，无任何毒副作用。但在辨证、审因、论治的基础上，加减变通甚为重要。

该复方经动物实验结果表明：该药能够明显减轻肾虚模型动物性器官和肾上腺重量减轻程度，并有增加动物的自主活动，抑制体重下降的作用。

（二）补肝肾强筋骨活血通络法治疗骨质增生（退行性骨关节病）

王某，男，54 岁，职员。

初诊：1998 年 4 月 19 日。

主诉：腰痛 2 年余。

病史：2 年前无明显诱因出现腰痛，不能久坐，平卧翻身困难，尤其晨僵较明显。

查体：脊柱腰段生理弯曲减小，腰活动轻度受限，腰肌略紧张，腰 1～5 棘间及棘旁均有压痛，直腿抬高试验（-）。舌苔薄白，脉虚弦。

X 线摄片（9802 号）**显示**：腰 1、2、3、4、5 椎体后缘均显唇样增生改变，第五腰椎骶化。

临床诊断：增生性（退行性）脊椎炎、第五腰椎骶化。

辨证：此系肝肾两虚，筋骨失养而退变，又兼经络（督脉与足太阳膀胱经）不畅，故腰痛不已。

治法：补肝肾、强筋骨、活血通络。

处方：熟地黄 30g，淫羊藿 20g，肉苁蓉 20g，骨碎补 20g，鸡血藤 20g，鹿衔草 20g，莱菔子 10g，制成浓缩丸，每次服 5g，每日 2～3 次，嘱服 2 周。

复诊：5 月 5 日，服药 2 周，腰痛减轻，晨僵缓解，按原方再服 2 周。

三诊：5 月 22 日。患者自述：腰已不痛，有时酸楚，晨僵显著好转。嘱继服药 4 周。诸症悉退。

【按语】骨质增生也叫骨刺、骨赘，多发生在负重大，活动多的部位，最常累及脊椎，尤其是腰及颈椎，发生在下肢者（髋、膝、踝及跟骨）较上肢为多。其临床表现常是逐渐出现症状，最初自觉关节僵硬、酸痛，尤其休息之后反应较明显，但在活动后僵硬现象消失为其特征。经过一段时间，关节边缘或多或少地发生"骨唇"或"骨刺"形成（在 X 线拍片检查时可发现），这时不仅疼痛加重，而且关节活动时发生粗糙感，以后关节的运动幅度逐渐减小，但始终不会引起真正的骨性强直，目前本病统称"骨性关节炎"或"退行性骨关节炎"。

本病的真正原因，至今尚不甚完全明了笔者认为是骨本身的退行性改变，也就是以"肾气虚"的内在因素为根本，以日常的小外伤积累为诱因。因此，治疗本病应当使肾气充盈，骨得到坚实、健壮和旺盛的活力为原则。故运用"肾主骨"、"肾之合骨也"、"肾生骨髓"和"治肾亦即治骨"的理论为指导。在不断的实践中，探索、筛选以入肾充髓治骨为主的数种中药，制成"骨质增生丸"，临床应用，疗效颇为满意。

本方组成，以熟地黄为主药，取其补肾中之阴（填充物质基础），淫羊藿兴肾中之阳（生化功能动力）合肉苁蓉的入肾充髓，骨碎补、鹿衔草的补骨镇痛，再加入鸡血藤配合骨碎补等诸药，在补肝肾填精髓的基础上，进一步通畅经络，行气活血，不仅能增强健骨舒筋的作用，而且可收到"通则不痛"的功效，更佐以莱菔子之健胃消食理气，以防补而滋腻之弊。

骨质增生丸应用于临床近半个世纪，治疗各种骨质增生病近10万例。其中以增生性（退行性）脊椎炎，疗效最佳，这可能与"腰为肾之府"有关。总有效率在94.3%以上。

本方药的实验研究结果表明：①该复方具有抑制炎性肉芽囊的增生和渗出作用；②有一定的镇痛效应；③其抑制增生的作用，可能是由于刺激垂体——肾上腺皮质系统释放肾上腺糖皮质激素的结果。

（三）补肾通督壮腰法治疗腰椎管狭窄症

刘某，男，62岁，退休工人。

初诊：2000年6月8日。

主诉：腰腿痛1年余。

病史：1年前无明显诱因出现腰痛，继之两腿痛，左腿为著，走路时两小腿症状加重，挺胸直腰时，小腿疼痛尤甚，间歇性跛行，尿急、畏冷、自汗。经过某医院推拿、理疗，服骨刺消痛液等效果不显。

查体：轻度驼背，腰活动背伸受限，且牵涉小腿疼痛，下腰广泛压痛。腰骶部为著，直腿抬高试验（+）；两小腿腓肠肌压痛（+）。趾背伸无力。脉象沉细无力，舌淡微白苔。

CT扫描提示：腰骶椎间盘变性，椎管狭窄。

临床诊断：腰椎管狭窄症。

辨证：面色㿠白，精神不振，气短，手足不温，腰痛绵绵，间歇性跛行。

证属肾阳虚衰，久则血瘀，络阻。一派肾虚血瘀证。

治法：补肾通督壮腰。

处方：熟地黄30g，鹿角霜20g，肉苁蓉15g，仙灵脾15g，熟附片10g，山茱萸20g，枸杞果15g，鸡血藤20g，骨碎补15g，川杜仲20g，紫丹参15g，淮山药15g，广陈皮15g，日1剂，嘱服1周。

复诊：6月15日。症状减轻，唯自汗，全身乏力仍然。治按前方减山药，陈皮，加人参15g，白术20g，嘱服10天。

三诊：6月26日。腰已不痛，腿痛明显减轻。汗少，力疲亦轻。嘱按前方继服月余，诸证悉退。

【按语】腰椎管狭窄症是指因腰椎椎管，神经根管变窄而出现的腰腿痛及间歇跛行等症状的一种慢性疾病。属祖国医学"痹证"、"腰腿痛"或"肾虚腰痛"的范畴。本病好发于40~60岁的男性，男女之比为2：1。体力劳动者多罹患此病，约占70%。发病部位以L4~5及L5~S1最多见。

本病例系一退休工人，素体不壮，积劳成疾（慢性劳损），所以腰痛绵绵，腰痛不已。且自汗，身疲，溲勤，脉细弱，手足不温，一派肾阳虚衰，经脉滞而不畅之象。故其治以补肾通督为法。用自拟"补肾通督壮腰汤"方用熟地黄为君药，以其甘温滋肾以添精，此本阴阳互根，于阴中求阳之意；鹿角霜、仙灵脾、肉苁蓉、熟附子温补肾阳而祛寒，山茱萸、枸杞子之养肝血，助君药滋肾养肝，鸡血藤，紫丹参通经活络而止痛，杜仲、骨碎补补肝肾壮筋骨，淮山药、广陈皮之补中养脾，以辅佐君药，发挥其补肝肾，养脾胃、通经活络之力。在治疗过程中，益以参术之补元气，强脾胃，于是先天之肾气得补，后天之脾气将复，自汗身疲无不瘳矣，此立法用方之妙哉。

（四）温肾通督法治疗强直性脊柱炎

雷某，男，22岁，学生。

初诊：2001年3月12日。

主诉：腰背痛半年余。

病史：该患半年前无明显诱因出现腰背痛，以下腰为著，晨僵明显。症状时轻时重，腰部板硬，背冷恶寒，肢节酸楚重着，全身不适，乏力，食欲减退。经服治风湿药（骨刺消痛液、追风透骨丹）不效。

查体：脊柱呈强直状，活动受限，腰背部广泛压痛，腰骶部为著。"4"字试验（+）。舌质淡、苔薄白，脉沉迟。

X线摄片检查： 脊柱胸腰段曲度减小，椎间小关节模糊，骶髂关节（双）模糊，骨密度增浓。化验：血尿常规正常，血沉 80mm/h，HLA-B$_{27}$ 阳性。

临床诊断： 强直性脊柱炎。

辨证： 肾虚卫弱，督郁寒凝。

治法： 温肾振卫，通督解凝。

处方： 温肾通督汤（自拟）。

仙灵脾20g、鹿角霜20g、山萸肉20g、鸡血藤20g、骨碎补15g、金毛狗脊15g、川杜仲15g、桑寄生15g、川羌活15g、熟附片15g、紫肉桂15g、炙甘草7.5g、蜈蚣2条，水煎服，日1剂，连服10剂。

复诊： 3月23日。下腰痛缓解，背冷恶寒减轻，惟饮食欠佳。脉沉缓，舌淡苔薄白。治按首方加莱菔子15g，炒白术15g，广砂仁7.5g，以理气扶脾健胃。嘱服10剂。

三诊： 4月3日。患者自述，全身症状明显好转，腰背部有轻松感，活动进步，食纳略增。嘱按3月23日方加鹿衔草15g，再进10剂。

四诊： 4月15日。患者精神状态良好，腰背基本不痛，但晨僵时有，但较前轻松。嘱按4月3日方服30剂。加强腰背肌锻炼。30剂后继服壮骨伸筋胶囊合舒筋片两个月以巩固疗效。

【按语】 强直性脊柱炎，是一种较难治的脊柱病，宜早诊断、早治疗，以防脊柱强直、变形之虞。该病属"骨痹"、"尪痹"范畴。多由素体不健，肾气不足，累及督脉。督脉与足太阳膀胱经在风门交会，辅助太阳经起卫外作用。督脉通、卫外振，腠理致密，邪不能犯，若肾气不足，风寒湿邪乘虚而入，郁督而痹阻，故发腰背痛。正如《黄帝内经》所述："督脉为病，脊强反折。"斯乃强直性脊柱炎的早期阶段，以肾虚内因为本，寒盛外因为标，属本虚标实之证。寒邪入肾犯督，故治宜补肾强督，祛寒、逐湿、通络之法，以解背寒身冷，脊强拘挛之苦。方取"温肾通督汤"，药用仙灵脾、鹿角霜以温补肾阳，益以桂附之温热助阳，配鸡血藤、骨碎补、金毛狗脊、山茱萸、桑寄生、川杜仲之入肾强筋壮脊，活络通督，蜈蚣息风止痉，通经止痛，羌活入膀胱、肾经，主散太阳经中之风寒湿邪，炙甘草补虚和药、制药之燥性。以上诸药相伍，具有温肾助阳，通督化瘀、息风止痉，舒缓脊背强直之功效。

（五）补肾抗痨法治疗脊柱结核

林某，38，职员。

初诊：1998 年 8 月 16 日。

主诉：腰痛 3 年多。

病史：3 年前受凉后出现腰痛，时轻时重，曾按风湿治过，不见明显效果，近两个月症状加重，腰酸痛无力，夜间尤甚，腰及两腿怕冷，小便频数。

查体：体质瘦弱，面色苍白，腰活动受限，拾物试验（+），胸腰段轻度角凸，棘上棘旁（右）压痛（+），直腿抬高试验（-）。舌质淡，苔薄白，脉沉细无力。

X 线摄片检查：腰 1、2 椎间隙变窄，椎体边缘不整。椎旁可见脓肿阴影。胸透：两肺门增大，肺纹理增粗。化验：血、尿常规正常，血沉 80mm/h。

临床诊断：腰椎结核（骨痨）。

辨证：命门火衰，痰凝脊梁，腐骨蚀筋。

治法：补肾壮阳，温通经脉，化痰健骨。

处方：熟地黄 30g，鹿角霜 20g，熟附片 15g，紫肉桂 10g，炮姜 10g，补骨脂 15g，仙灵脾 15g，白芥子 15g，蜈蚣 2 条，守宫 3 条，山茱萸 15g，当归 15g，川芎 15g。水煎服，日一剂，连服 15 剂。

复诊：9 月 1 日。服药两周，畏寒乏力，尿频症状消失，食欲增加。下肢行走较前有力、腰痛减轻、腰部肿块渐小。嘱按前方加炮山甲 15g，山慈菇 15g 服 1 个月。

三诊：9 月 30 日。患者精神状态良好，面有华色，脉象沉缓，舌苔薄白。腰活动轻度受限，局部压痛轻度，腰部（右）肿块基本消散，触痛（-）。X 线摄片复查：第 1、2 腰椎骨质有修复，轮廓清晰，骨密度增浓，椎旁肿块阴影基本消失。

化验：血沉 25mm/h。

嘱按原方（9 月 1 日方）减炮山甲继服 1 个月。后服骨结核散 1 个月，以巩固疗效。

【按语】脊柱结核亦称"龟背痰"，属"骨痨"范畴。缘由气血不足，营卫失和，劳倦过度，肾气虚衰，骨骼空虚，是本病之本；风寒乘虚侵袭，痰浊凝聚，或因跌扑闪挫，损筋伤骨，致使气血凝滞，积聚漫肿，则是本病之标。在整个病程中，其始为寒，久则寒化为热，热壅成脓，但溃疡甚慢，一旦溃破，脓水淋漓，不易收敛。若治疗不当，缠绵日久，穿筋蚀骨，极易致残。

本病的演变较为复杂，为阴寒入骨之证。盖肾主骨，为先天之本，命门火衰，则精气不旺，若冬无夏，气血凝滞于筋骨而成此患。肾水亏乏，则骨髓空虚，不能司作强技巧之职，故《素问·脉要精微论》云："……转摇不能肾将惫矣"，"不能久立，行将振掉，骨将惫矣。"所以其病在肾，其治在骨，其证属寒。按上述病例乃属阴寒之证，其病邪在阴分，非用阳和通腠之法，不能解其寒凝，阳和一转，则阴分凝结之毒便能化解，故以补肾壮阳之法为主。方中以桂、附为主药，肉桂下行益火之源，附子乃命门之要药，温补肾阳，壮命门之火，命火旺则寒凝之气得温而散，配炮姜以助温经之力。张景岳云："善治阳者，必于阴中求之，以阳得阴助，则生化无穷。"故熟地黄、山茱萸补肾阴而收敛，扶阳宜养阴也。用鹿角霜、仙灵脾、补骨脂壮肾添精益髓；归、芎调和营卫，使气血流畅；白芥子、守宫、蜈蚣、炮山甲、山慈菇，抗痨散结，化痰祛瘀，温通经脉，促使脓肿吸收。是以寒凝一解，阴阳气血双补，化精有源，精足髓充，痨祛骨健，诸症无不瘥矣。

（六）补脾肾清蕴毒化腐生肌法治疗慢性骨髓炎

案 1 贾某，男，6 岁。

初诊：1972 年 1 月 28 日。

患儿父亲代诉：右小腿肿痛 3 个月。

病史：3 个月前发高热，同时右侧小腿肿胀、疼痛，不敢活动。曾在某医院住院治疗期间于右小腿中和下部切开排脓甚多，用过大量抗生素，约三周左右退烧，但切口不愈合。出院后又在某医院门诊治疗，效果不显。

查体：患儿呈慢性病容，体质消瘦，表情痛苦。右侧小腿中下 1/3 处有纵行切口约 1.5 cm，流出小量清稀脓汁。小腿全长压痛均较明显。舌质红、苔薄白、根腻，脉细数。

X 线摄片显示：右侧胫骨全长呈明显广泛之斑剥及虫蚀样破坏，尤以中下份为著，其中段内侧可见一长 3 cm 死骨，骨干周围全般均有骨膜反应，软组织中等度肿胀。体温 37.5℃，白细胞 12.4×10^9/L，中性 0.7，淋巴 0.18，单核 0.02，血沉 45 mm/h。

临床诊断：右胫骨慢性骨髓炎。

辨证：症见小腿肿胀，疮口排脓不畅，骨质破坏广泛。乃蕴毒未泻，蚀肌腐骨，病机在进。

治法：首当清除蕴热之毒，使溃脓流畅，蕴毒外泻，继之培补脾肾，邪祛正扶方可收功。

处方：解毒清蕴汤加减

薏苡仁 20g（包煎），双花 20g，当归 15g，蒲公英 20g，元参 15g，白花蛇舌草 15g，赤芍 10g，土鳖虫 7.5g，白芷 7.5g，穿山甲 7.5g（炒），陈皮 7.5g，皂角刺 7.5g，甘草 5g。

水煎服 3 剂。

疮面撒上"提毒散"外贴拔毒膏，每天换药 1 次，右小腿给予保护性外固定。

复诊： 2 月 3 日。右小腿肿胀渐消，疮口排脓较畅。效不更方，嘱连服 12 剂，并随汤药冲服骨髓炎丸 1.5g，每日 2 次。疮面撒提毒散，外贴拔毒膏，隔日换药 1 次。

三诊： 2 月 23 日，右小腿肿胀基本消退，中部疮面已愈合，下端的疮口较前缩小，分泌物少量。X 线拍片显示：局部病灶有明显好转趋势。右胫骨中上份的破坏阴影已大部分消失，下份的破坏病灶亦较前缩小，骨小梁较前变得清晰，已无死骨。遂于前方减白芷，加黄芪、白术、怀山药以补虚敛疮，连进 10 剂，继服骨髓炎丸，每次服 2g，每日 2 次。

四诊： 4 月 13 日，患肢肿胀全消，小腿下部的疮面尚有少量分泌物和 0.5cm×0.3cm 未愈合，局部皮肤暗褐色，按痛轻度。X 线摄片显示：右胫骨下段近干骺端可见少许斑点状破坏外，其他各骨组织已无破坏象，骨小梁部分恢复连续性，骨皮质较前增厚增浓。从即日起拆除小腿外固定，嘱患者逐渐进行下肢关节功能锻炼。继服骨髓炎丸。

五诊： 5 月 20 日，患肢恢复良好，疮面完全愈合。

六诊： 6 月 8 日，X 线摄片复查显示：右胫骨破坏区骨质修复良好。停药观察，1 年后随访，患者肢体恢复正常功能。

案 2 卢某，男，16 岁，学生。

初诊： 1972 年 3 月 27 日。

主诉： 右小腿肿痛已 2 个月余。

病史： 2 个月前右小腿突然肿胀、疼痛、发烧，逐渐加重，不敢活动。经某医院给予消炎治疗，症状略减轻，但肿痛仍时作不已。

诊查： 右小腿肿胀，皮温高、微红，小腿前、内侧广泛压痛，体温 37.8℃。化验：白细胞 13×10^9/L。X 线摄片显示：右胫骨中上段可见虫蚀样破坏，骨密度减低，内后侧骨膜反应甚著，软组织肿胀。舌苔黄腻，脉滑数。

临床诊断： 右胫骨慢性骨髓炎。

辨证： 本病虽属慢性骨髓炎，但体温、血象偏高，脉象滑数，舌苔黄腻。

症属邪热仍炽，蕴毒未退，瘀肿难消。

治法：宜清热解毒，化瘀、消肿、止痛为治。解毒清蕴汤加减合骨髓炎丸。

处方：薏苡仁50g（包），金银花30g，蒲公英30g，元参20g，穿心莲20g，土鳖虫15g，王不留行15g（包），穿山甲10g（炮），白花蛇舌草10g，赤芍10g，蜈蚣2条，丹皮10g，没药10g（炙），陈皮10g。

水煎服，日服一剂，分2次，每次冲服骨髓炎丸5g。

右小腿予石膏托保护性外固定。

此药服4剂，小腿肿胀渐消，疼痛减轻，服至12剂肿胀基本消退。

复诊：4月18日，右小腿肿胀全消，体温、血象正常，脉沉缓无力，舌苔薄白。于前方加茯苓15g、白术20g、砂仁5g水煎服，连服20剂，每次冲服骨髓炎丸5g。小腿仍用石膏托固定保护。

三诊：5月10日，X线摄片显示：右胫骨骨髓炎病变明显好转，髓腔破坏已局限于胫骨上1/3之中部，骨小梁渐趋清晰，骨密度较前增浓，骨膜反应亦较坚实。即日起拆除石膏托，嘱患者进行适当地功能锻炼，继服骨髓炎丸2个月以巩固疗效。

四诊：10月17日复查，X线摄片显示：右胫骨骨髓炎病变完全治愈，骨破坏区已消失，骨密度全般增浓，骨小梁清晰，骨皮质增厚，予以停药，嘱加强下肢功能锻炼。

1年后随访，患者已参加正常学习与劳动。经X线摄片复查显示：右胫骨骨质修复完好。

【按语】慢性骨髓炎是临床上较常见的一种骨病，中医学称此病为"附骨疽"、"朽骨疽"、"多骨疽"，是一种毒气深沉，附着于骨的深部脓疡（化脓菌所致的骨骼感染）。窦汉卿云："夫附骨疽者，即贴骨痛也，皆附骨贴肉而生，字虽殊而病则一。此症之发，因感冒身热，贼风入于骨节，与热相搏，复遇冷湿所折，或居劳太过，两足下水，或坐卧湿地，身体虚弱而受寒邪，致风热伏结壅遏，附骨成疽，著大骨节间。其急者，身不得动，按之应骨痛，经日便觉皮肉生急，洪洪如肥状；其缓者，一点酸痛，渐觉长大，很难正常举步，以致骨肉不相续。若失治，令身成脓不溃，至死身变青黯，但痛按之至骨，久则结肿……成脓。"说明附骨疽的发病原由及由急性转为慢性的过程。同时指出身体虚弱，正气不固，外邪入侵，壅遏经络，瘀热内结为本病总的病机。《黄帝内经》云："邪之所凑，其气必虚。"虚是本病的内因，邪毒乃外因也。作者就多年的临床实践体会，虚乃脾肾之虚，肾藏精主骨生髓，髓养骨，髓充则骨健，病邪不易入侵，肾虚卫外不固，邪毒循经入里，深入筋骨，伏热化腐则蚀筋腐骨；脾主肌肉，脾虚则健运失职，不能生化气血，充养筋骨，易受外邪侵淫而致筋腐骨坏。故治疗本病，首当清除蕴热之毒，继则培补脾肾，化腐生肌，正气复则邪自消，以收"虚则补之"、"损者益之"之功。

案1 贾某，高热虽退，但体温仍在37℃上下，血象偏高，病机在进，故其治疗，以清除蕴热之毒，化腐生新为首务，如重用金银花、蒲公英、白花蛇舌草、元参之清热解毒，凉血滋阴，配当归以补血生新，苡米仁之化湿消肿，白芷之消肿排脓，土鳖虫、赤芍药、穿山甲、皂角刺之活血通经、消瘀滞之毒，使溃脓流畅，蕴毒外泻，陈皮理气调中化痰。甘草之和百药，解毒、解痉、缓急止痛，诸药配伍以奏清热解毒，化腐生新之功。在应用期间略作增减，如减掉香窜之白芷，增加黄芪、白术、怀山药以补虚，以助敛疮生肌修复坏骨和整个机体的恢复。

案2 卢某，患慢性骨髓炎2个月余，小腿肿胀较甚，邪热炽盛，蕴毒未解，故其治，解毒化瘀消肿为宜，故在解毒清蕴汤中加重薏苡仁药量，加王不留行、穿心莲，消肿退热甚速。

在治疗中，配用骨髓炎丸，该药应用于亚急性骨髓炎、慢性骨髓炎疗效较好，以其有理恶疮，清蕴毒，化瘀滞，消肿痛，敛疮生肌之功。

附

骨髓炎丸处方

蛇蜕500g（炒黄），露蜂房500g（炒黑），血余炭500g，炙象皮250g，土鳖虫250g，蜈蚣100条，守宫100条，穿心莲100g，骨碎补100g，淮山药50g。

共为细面，过120目筛，制成小丸，青黛为衣，每次服2.5～5g，每日2次，儿童酌减。

解毒清蕴汤处方：金银花50g，蒲公英50g，玄参50g，当归50g，白花蛇舌草25g，赤芍25g，甘草15g，蜈蚣2条（成人量）。

水煎服。

热不退，一般为毒火炽盛，病机在进，加穿心莲、山栀子以利三焦，清热解毒；肿胀不消，乃湿热内蕴，经络阻遏，加薏苡仁、瞿麦、土鳖虫以利湿热通经祛瘀；溃后排脓不畅，是经络阻隔，滞而不宣，加穿山甲（炮）、皂角刺、香白芷以通络化滞，促其溃穿，消肿排胀；溃后窦道较深、疮口经久不敛，乃属气血两虚，不能脱腐生新，宜加参、芪、白术等，以收"虚则补之"、"损者益之"之功。

（七）补肾养肝强筋壮骨法治疗股骨头缺血性坏死

吕某，男，55岁，工人，已婚。

初诊：2005年9月5日。

主诉：右髋部疼痛，活动受限 5 个月，加重 1 个月。

病史：5 个月前无明显诱因出现右髋疼痛，活动受限，休息后略缓解，近 1 个月每当劳累后疼痛加重，怕凉，纳可，寐差，二便调。既往有激素药史。曾在某医院治疗不见效。遂来我院就诊。

查体：心率 70 次/min，血压 120/80 mm Hg，痛苦面容，查体合作，右髋关节外展、内旋及下蹲活动受限，右腹股沟中点压痛（+）。

骨盆 X 线平片示：右侧股骨头外形与关节间隙无明显异常，骨质硬化，头内囊泡性改变，皮质下呈"新月征"和条状透亮带。舌质淡，苔薄白，脉沉弦。

临床诊断：右股骨头缺血性（无菌性）坏死（肝肾亏虚型）。

辨证：乃肝肾不足所致，肾气虚不能充髓养骨，肝血虚亏不能荣筋而致骨蚀筋痿，遂成本病。

治法：补肾养肝，壮骨强筋，活血通经，化瘀止痛。

方药：复肢胶囊，每次 8 粒，日三次，口服。汉热袋熨火通患处，24 小时更换。三个月一疗程。嘱患者忌烟、酒，禁用激素类药物，扶拐缓慢行走，避风寒。

复诊：12 月 3 日，患肢基本不痛，活动进步，右侧腹股沟压痛轻度。X 线摄片显示：右头内囊泡变小，骨密度明显改善。嘱继服复肢胶囊一个疗程，局部继用汉热袋熨熥。

三诊：3 月 5 日来诊，患肢不痛，活动自如，弃拐已能行 1500m 无障碍。X 线摄片显示：右髋关节间隙及股骨头外形均正常，股骨头囊泡基本消失，骨密度明显改善。嘱继服复肢胶囊一个半月，以巩固疗效。

【按语】 股骨头缺血性（无菌性）坏死，是一种发病机理尚不完全明了的一种骨病，早期诊断很困难，又因其病程长、预后差、致残率高，已成为骨伤科治疗上的疑难重症。近年来，由于临床上激素的广泛、长期使用，导致股骨头坏死有上升趋势。除引起医生的高度警惕勿盲目滥用激素外，还需寻找一种有效的方法来防治本病的进一步发展。治疗上，现代医学根据不同分期采取对症治疗和手术治疗，疗效尚不满意。中医药在早期（Ⅰ、Ⅱ期）的防治上有其独特的优势，每年都有大量的中医药防治激素或其他原因所致股骨头坏死的报道，但由于本病的病因病机复杂，导致目前临床上对本病辨证论治方法多样，各地疗效标准不统一，缺乏可比性，这给本病的预后判断和验证带来困难，因此很有必要研究本病的辨证论治规律，使证型、方药规范化，以便更好地指导临床。

研究表明，本病因长期或间断使用激素引起股骨头缺血性坏死，其机制为用药后引起脂肪代谢紊乱（高脂血症和脂肪肝），股骨头髓腔内脂肪细胞增生、堆积，股骨头的小血管内脂肪栓塞，导致早期骨细胞坏死，骨基质损害较晚，用药剂量越大，时间越长，骨细胞坏死越多。

《内经》云："正气存内，邪不可干；邪之所凑，其气必虚。"先天不足，卫外不固，极易受各种外因的作用而发生本病。肝藏血、主筋，肾藏精、主骨生髓，筋骨的强弱与肝肾精血的状况密切相关。《内经·生气通大论》记载："岐伯曰：……因而强力，肾气乃伤，高骨乃坏"。故本病采用具有补肾养肝，强筋壮骨，通络止痛之复肢胶囊治疗，体现了笔者"治肾亦即治骨"的经验理论，并辅以局部熨火通中药，以加强活血化瘀疗效。

笔者经多年实验研究筛选研制出治疗本病专用中药复肢胶囊，应用于临床疗效可靠，按国家新药三类标准进行研发，在临床应用近5000余例并对治疗前后血脂、血液流变学等进行比较，收到较好临床效果，于1998年获国家药监局临床试验批准文号，此成果获吉林省科技进步三等奖。

（八）补益肝肾养血舒筋法治疗跟痛症

案1 常某，男，52岁，教师。

初诊： 1983年8月18日。

主诉： 右足跟痛4个月。

病史： 4个月前无明显诱因出现右足跟痛，时轻时重，曾服过治风湿药不效，近日症状加重行走不便。

查体： 右足跟底部触痛明显。舌苔薄白，脉象沉弦细。

X线摄片显示： 右足跟骨质疏松，足跟底部可见0.5cm×1.0cm骨刺。

临床诊断： 跟痛症（骨刺型）。

辨证： 该患身体羸瘦，面无华色，乃肝肾虚损之象。故而髓虚不能养骨，血少不能荣筋，加之日常久立工作，积累劳损并骨刺为患，而致足跟痛症。

治法： 补益肝肾，养血舒筋，通络止痛。

处方： 熟地黄50g，鸡血藤30g，骨碎补30g，仙灵脾15g，山萸肉15g，当归15g，川萆薢15g，生黄芪30g，紫丹参20g，白芍20g，延胡索15g，制香附15g，炙甘草7.5g。

日一剂，连服2周。

外用：熏洗Ⅱ号泡足，足跟紧贴药袋，凉则加热，持续 1 小时以上，每日 2～3 次。

复诊：9 月 23 日，服药和熏洗药 2 周，症状逐步减轻，嘱按前方继服 2 周，加用骨质增生丸（每次 2 丸，2 次/天）。继用熏洗Ⅱ号泡足。

三诊：10 月 8 日，患者自述：用药至 9 月末，足跟已不痛，行走自如。

案 2 王某，男，65 岁，退休工人。

初诊：1983 年 11 月 10 日。

主诉：双足跟痛 3 个月余。

病史：3 个月前无明显诱因而出现双足跟隐隐作痛，右足跟疼痛较甚。症状逐渐加重，近日行走、站立疼痛愈烈，不能坚持正常工作。素患慢性肾炎。

查体：慢性病容，双足跟外形正常，足跟底部按痛显著，右侧为著。舌淡、苔薄白，脉沉细弱。

X 线摄片显示：双足跟骨质疏松，未见到骨刺。化验检查：血象正常、尿蛋白（++）。

临床诊断：跟痛症（虚损型）。

辨证：该患年老体弱，素患慢性肾炎，肾阴耗伤、久而不愈，水不涵木，肝肾俱虚，筋骨失养，又因全身重力下迫于足跟，过于承重而致足跟痛。

治法：滋养肾阴，养血荣筋，补虚定痛。

处方：熟地黄 30g，炙龟板 20g，山萸肉 15g，鸡血藤 30g，生杭芍 20g，全当归 15g，紫丹参 15g，生牡蛎 30g，生黄精 20g，肉苁蓉 15g，骨碎补 20g，莱菔子 10g，生甘草 10g。

日一剂，连服 2 周。

外用：熏洗Ⅱ号泡足，日 2～3 次，每次 1 小时以上。

复诊：11 月 25 日。足跟痛，症状减轻，站立或走路稍多时，右足跟仍痛，但较轻。效不更方，按前方继服 1 周，改服骨质增生丸，每次 2 丸，每日 3 次。继用熏洗Ⅱ号泡足，又经 2 周治疗，双足跟已不痛，能行走自如。

【按语】 跟痛症多为中、老年人肝肾不足，或久病体虚，气血衰少，筋骨失养；或久行久立，造成足底部皮肤、皮下脂肪、跖筋膜负担过重，引起劳损或退变所致。亦有因跟骨骨刺发生于跟骨底面结节前缘，使跖筋膜和足趾短肌在跟骨结节附着处受累，牵拉骨刺，发生慢性炎症反应而致疼痛。本病起病缓慢，多为一侧发病，可有数月或数年的病史，足跟部疼痛，晨起后站立或行走时疼痛较重，行走片刻后减轻，但行走过久又加重症状。其特点是足部不红不肿，跟骨的跖面和侧面有压痛，若跟骨刺较大时，可触及骨性隆起。X线摄片多显示骨质增生，但与临床表现不成正比。

有人认为体态肥胖，体重增加与本病的发生有关。作者认为体态肥胖、体重增加，足部负担过重也可能是本病的一个诱因，或能加重本病的症状，但不一定是主要因素。仅就以上两个病例来看，案1体质不健，形态羸瘦；案2久病体虚，脉细无力。均显一派虚象。由此可以想见，本病的真正原因，乃肝肾俱虚，筋骨失养所致，虚是本病的本，痛乃本病的标，故此，治本才能达标。所以案1补益肝肾，养血舒筋，通络止痛而收功；案2滋养肾阴，养血荣筋，补虚定痛而治愈。可见辨证、审因、施治的重要。

附 熏洗Ⅱ号处方

透骨草250g，威灵仙250g，急性子25g，乌梅25g，生山楂500g，伸筋草15g，防风15g，三棱15g，莪术15g，骨碎补15g，红花15g，白芷15g，白芥子15g，皂角15g，麻黄15g，炙马钱子15g。

制成粗末装袋，每袋100g。用前将药袋放入水盆浸泡1小时，然后加热熬开，于患处先熏后洗，每次持续1小时以上，每日2~3次。每袋用2日。

注意：此药不宜入口。

（九）补肾壮骨益脾胃通经活络法治疗致密性骨炎

王某，女，26岁，工人。

初诊： 1989年6月10日。

主诉： 下腰痛3个月。

病史： 3个月前分娩后出现下腰痛，腰痛逐渐发展且加重，疼痛向下肢放射，与咳嗽、喷嚏无关。曾在多个医院按腰椎间盘突出治疗过，用过中西药无效。

查体： 腰活动不受限，无明显压痛左侧骶髂关节处压痛明显，骨盆挤压试验阳性。舌苔薄白，脉沉细无力。

X线摄片检查： 左侧骶髂关节髂骨缘皮质致密，骨小梁模糊。

临床诊断： 致密性骨炎。

辨证： 该患素体不健，分娩劳损，气血循环不畅，而骶髂关节松动时妇女的特点。由于长期松动，最后产生硬化和增生，所以在X线上表现骶髂关节密度增高。

治法： 按"治肾亦即治骨"，宜补肾壮骨益脾胃，通经活络为法。

处方： 熟地50g，鸡血藤30g，骨碎补30g，肉苁蓉15g，川杜仲20g，金毛狗脊20g，淮山药20g，白术20g，白茯苓20g，鹿角霜20g，仙灵脾20g，续断

20g，丹参 20g，乳香 15g，没药 15g，砂仁 5g，日 1 剂，水煎服，连服 7 剂。

复诊： 6 月 17 日。下腰痛减轻，左侧骶髂关节压痛轻度，骨盆挤压试验阳性。舌、脉同前。按效不更方，嘱按原方继服 10 剂。另用熏洗药Ⅱ号熨腾下腰部，每日 2 次，每次 1 小时。

三诊： 6 月 28 日。腰痛消失，活动自如，已无压痛点，骨盆挤压试验阴性。舌、脉同前。嘱继服前方 7 剂，以巩固疗效。

【按语】 本病多由妇女妊娠、慢性劳损、血供障碍或感染等因素，引起髂骨耳状关节部分骨质密度增浓，局部疼痛等证候，称为致密性骨炎，产后肥胖妇女多见。

中医学早就认识到妇女产后容易发生筋骨痹症。明·《普济方》指出："产后气血不足，脏腑俱虚，若未满月而劳损，风寒侵袭经络，则令人顽痹不仁。"清·《叶天士女科》认为产后遍身痛系因气血升降失常，留滞于肢节间而发病等。

本病好发于 20～35 岁女性，多见于妊娠后期及产后，再次妊娠可能复发。职业以经常站立劳动妇女为多。

本病应与强直性脊柱炎和腰椎间盘突出相区别。①强直性脊柱炎多从骶髂关节发病，疼痛剧烈，多为双侧性，后期可出现脊柱强直；②腰椎间盘突出症，出现神经根性疼痛。

对本病的治疗，仍应辨证施治，当辨其为产后血虚、或外感风寒，抑或气血瘀滞等，本案系一产后血虚型，故当补肾壮骨益脾胃，痛经活络法为治。方中以熟地补肾中之阴，肉苁蓉、鹿角霜、仙灵脾兴肾中之阳为本方之主药，配骨碎补、杜仲、金毛狗脊、川续断之入肾充髓治骨；淮山药、白茯苓、白术、砂仁以理脾胃、长肌肉。再加入鸡血藤、乳香、没药、丹参以通经活络，温煦筋骨，其病可痊。

二、以筋骨为重，不离气血

（一）温阳散寒益气通络法治疗神经根型颈椎病

贾某，女，29 岁，打字员。

初诊： 2000 年 6 月 28 日。

主诉： 颈僵、肩臂痛，伴手麻木 1 个月余。

病史： 1 个月前无明显诱因，出现颈僵、肩痛，继之臂痛、手麻，右侧为著，每遇阴雨天则症状加重。曾在某医院牵引，按摩，服颈复康等不效。

查体：颈活动不受限，颈胸段轻度压痛，压头试验（+），臂丛神经牵拉试验（+）。舌淡苔薄白，脉象沉迟而涩。

X线摄片检查：颈椎生理曲度消失变直，斜位片示：C4～5、C5～6钩椎关节增生改变。

临床诊断：颈椎病（神经根型）

辨证：此系素体虚弱，肝肾不足，气血虚损，腠理不固，寒湿之邪，乘虚而入，邪留经络，络道闭阻，气血运行不畅而致。

治法：温阳散寒，益气通络。

处方：黄芪30g，当归15g，川芎15g，鸡血藤20g，赤芍15g，羌活15g，桂枝15g，片姜黄15g，防风10g，葛根10g，陈皮10g，熟附片（先煎）7.5g，炙甘草5g，日1剂，嘱服1周。

复诊：7月5日。患者自述：服药1周，颈僵痛缓解，肩臂痛、手麻略减轻，发作的间歇时间较长。按效不更方，嘱再服药2周。

三诊：7月20日，颈僵显著好转，肩臂痛、手麻大减。惟近日胃不适，纳呆。治按首方加鸡内金、砂仁理脾和胃，继服2周，后服壮骨伸筋胶囊2周调理而愈。

【按语】神经根型颈椎病在颈椎病各型中发病率较高，约占60%，多见于25～65岁之间的青年、老年人，近年来青年人发生本病，不为少见。男多于女，重体力劳动者，多于非体力劳动者，多有颈部损伤或慢性劳损的病史。

本病在临床中可有：①年老体弱，肝肾不足，颈部筋脉失于温煦濡养，此为"不荣则痛"；②气滞血瘀，长期低头伏案或颈部慢性劳损，以致颈部经络阻滞，血流不畅，此乃"不通则痛"；③素体虚弱，气血不足，腠理不固，风寒湿邪滞留经脉，气血运行不畅，痹阻不通，所谓"风寒湿三气杂至，合而为痹"。

本病例系一长期低头伏案的工作者，察其体质赢瘦，面容无华，脉象沉迟而涩，一派正虚邪实之象，故其治以温阳散寒，益气通络为法。自拟"颈肩臂痛饮"方，药用黄芪、当归、鸡血藤以补气和血活血，尤以重用黄芪之气分要药，盖气为血帅，以其先行为动力，配川芎、赤芍、姜黄活血化瘀通络之力益著。合附子、羌活、防风、桂枝之温经散寒。葛根虽凉，与羌活、防风、桂枝同用，其升阳解肌、止痉、止痛、理项背强痛之功甚笃。用橘皮理气调中，甘草以缓急、解痛。上述诸药配伍共奏温阳散寒，益气通络，理气和中，解痉止痛之功效。

"颈肩臂痛饮"是治疗神经根型颈椎病的主方,除本病例外,若兼气滞血瘀或湿痰瘀滞者,可酌加仙灵脾、巴戟天、肉苁蓉等。化热减熟附子。阴虚加山茱萸。

(二)补益气血交通心肾镇静安神法治疗交感神经型颈椎病

李某,女,43岁,职员。

初诊: 1993年3月11日。

主诉: 颈僵,伴头晕、头痛、多汗、心慌半年余。

病史: 半年前无明显诱因出现颈部僵硬,手麻,继之头晕、头痛,目胀,视物模糊,近来全身乏力,并有心慌、胸闷,眼睑无力,遇冷两手麻胀,且刺痒不适,平时多汗,失眠多梦。虽经多方治疗,但效果不显。

查体: 颈活动不受限,无明显压痛,双侧霍夫曼征(+)。膝、跟腱反射亢进,划跖试验(-)。心率62次/min,心电图有心肌劳损。眼睑下垂。脉沉细无力,舌质淡,苔薄白。

颈椎侧位X线片显示: 颈椎生理曲度减小,C4~6椎前后缘骨质增生,C4~5椎不稳;斜位片示C4~5、C5~6钩椎关节增生,相应椎间孔变窄。

临床诊断: 交感神经型颈椎病(气血两虚,心肾不交)。

治法: 补益气血,交通心肾,镇静安神。

处方: 人参15g,当归15g,黄芪20g,茯神15g,白术15g,龙眼肉15g,炒枣仁15g,远志15g,石菖蒲15g,枸杞子15g,菟丝子15g,葛根20g,全蝎5g。

水煎服,日1剂,嘱服10剂。

复诊: 3月21日,10剂药后,头晕、手麻减轻,乏力、心悸亦轻。查舌、脉同前。效不更方,原方不变,嘱继服16剂。

三诊: 4月7日,手麻、胀消失,多汗、怕冷亦好转。原方黄芪加10g,茯神、白术各加5g,再服10剂后嘱服人参归脾丸加颈痛胶丸,前后历时2个月余,诸证悉退。

【按语】 交感神经型颈椎病,属"眩晕"、"心悸"以及部分五官科疾病的范畴。多为素体不健,气血不足,筋骨失养,发生退变,或肝肾两虚,精血亏损。盖脑为髓海,精血亏,则脑府空虚,发为眩晕,血虚不荣于心,则心悸,怔忡;抑或肝郁气滞,情志不遂,不得宣泄,症见纳呆、嗳气、吞咽不适,目胀痛，眼睑下垂；若郁久化火，常见肝阳上亢之证，又或肝木旺，脾土受克，不能运化水湿，内聚为痰，上蒙清窍，则发眩晕（即"无痰不作眩"），痰阻中焦则脘闷不舒。

本病例系心脾气虚型颈椎病，用归脾汤为主方随证加减，以其能健脾养心，益气补血，盖气旺则血生，故使眩晕、乏力、多汗、失眠，心悸等证受诸药调理而自愈矣。

（三）温通行散活血化瘀法治疗肩关节周围炎

张某，女，52岁，职员。

初诊： 2000年2月4日。

主诉： 右肩痛2月余。

病史： 2个月前受风后出现肩部疼痛，症状逐渐加重，畏风怕凉，日轻夜重，既往右肩有挫伤史和受凉史。曾做过肩部制动三周。

查体： 右肩关节活动受限，肩部压痛较广泛。舌淡无苔，脉象沉涩。

X线摄片检查： 右肩关节间隙正常，肱骨大结节显高密度影。

临床诊断： 右肩关节周围炎。

辨证： 本病起因于肩部损伤，并制动时间较长，局部组织挛缩粘连，复感风寒侵袭，致肩部筋脉拘急而发病。

治法： 温通行散，活血化瘀。

处方： 生山楂30g，桑椹子30g，鸡血藤20g，嫩桂枝15g，伸筋草15g，五加皮15g，络石藤15g，片姜黄15g，紫丹参15g，蓬莪术10g，嫩桑枝15g，生甘草，5g。日1剂，嘱服1周。

复诊： 2月10日。肩部疼痛减轻，自觉松快些，但活动仍受限，稍用力活动则疼痛加剧。治按前方加麻黄10g，炙川乌5g，连服6剂（9天），局部用热熨药（每日2次，每次1小时），熨后加强肩关节功能练习。

三诊： 2月20日。患肩疼痛大减，活动进步。嘱按上方继服药10天，并配合手法按摩，每日一次。

四诊： 3月2日，症状基本消退，功能基本恢复。停服汤药及手法，嘱服舒筋片（自拟方）2周痊愈。

【按语】 肩关节周围炎，又称"漏（露）肩风"、"肩凝症"、"冻结肩"等。是肩关节的关节囊与关节周围软组织发生的一种范围较广的慢性无菌性炎症反应，引起软组织广泛粘连，而限制肩关节活动。本病好发于50岁左右，故又称"五十肩"，女性多于男性。

本病的治疗，首当用中药内服外熨及功能练习。一二周后，其肩疼痛缓解，再进行推拿按摩而收功。按摩手法的施行：先在肩部进行拿捏推按、滚揉手法，以理顺筋络，并以叉开的虎口对患臂自肩髃穴附近起，向下揉捏，使痉挛的肌肉缓解后，将上臂极度外展、内旋及后伸，然后将肩关节再作一环行运动，先低摇，后逐步提高，前摇一周，后摇一周（360°）相向而行，可由 5 ~ 7 遍开始逐步增加，使三角肌各部的纤维都受到牵拉，再将患臂提起作抖动运展活动。如此运动，使肩关节的每一个肌肉都照顾到。往往手法后，患者常感到症状减轻。这种先药后手法的治疗方法，效果较理想，患者不因先手法不易接受，或感到痛苦之虞。

本病例系一 50 岁以上的妇女。其人身体羸瘦，面青暗无华色，脉象沉涩，属肝肾不足，气血瘀滞之象，故用自拟"肩痹汤"方治之。药用山楂之入肝、脾血分，善温通行散而活血逐瘀、驱寒，配桑椹，鸡血藤之益肝肾以滋阴养血，用桂枝以和营，伸筋草之通经络、利关节，五加皮、络石藤以舒筋展痹，丹参、莪术于此以增强活血通经散结之力，益以桑枝、姜黄行气血主臂痛，合甘草以缓急止痛，诸药相伍，有益肝肾，活气血，祛风寒，祛痹痛之功。

（四）补肝肾益精气活血通络法治疗腰椎间盘突出症

孙某，男，46 岁，工人。

初诊：1999 年 3 月 13 日。

主诉：腰腿痛半年多。

病史：半年前无明显诱因出现腰痛，继之左腿呈放射状痛，小腿后外侧麻痛延及足背外侧。有扭腰史。曾在某医院牵引，按摩治疗，效果不显。

查体：脊柱腰段生理曲度消失、平腰，且有侧弯，活动受限，腰 4 ~ 5 棘间及棘旁（左）压痛（+），左臀部（环跳）压痛（+），放射痛（+），直腿抬高：左 30°，右 90°，左小腿外侧及足背外侧感觉迟钝。左膝腱反射减弱。舌苔薄白，脉象弦滑。

CT 扫描提示：L4 ~ 5 及 L5 ~ S1 间盘突出。

临床诊断：腰椎间盘突出症。

辨证：腰为肾之府，肾虚则腰痛。此病例系腰伤后致脉络瘀滞，经络受阻（督脉、足太阳膀胱经）而现之肾虚血瘀症。

治法：补肾益精，活血通经。

处方：杜仲25g，金毛狗脊20g，熟地黄20g，仙灵脾20g，骨碎补20g，鸡血藤20g，鹿角霜20g，丹参15g，川牛膝15g，伸筋草15g，嫩桂枝15g，独活15g，延胡索15g，广陈皮15g，日1剂，嘱服1周。

复诊：3月20日，腰腿疼痛减轻，惟腿脚麻木仍然。治以前方加黄芪25g用以增强补气之力。盖气足则血旺，而运行有力。以之与桂枝、独活同用"治血痹，肌肤麻木"。嘱服2周，后继服壮骨伸筋胶囊调理3周痊愈。

【按语】 腰椎间盘突出症，又称"腰椎纤维环破裂症"，是一种较常见的顽固性腰腿痛病。就其临床表现看当属祖国医学"痹证"、"腰腿痛"范畴。多因劳累过度，跌扑扭闪，外感风寒湿邪，致邪留经脉——督脉、足太阳膀胱经，两经气血运行失调所致。巢氏《诸病源候论》云："伤损于腰而致痛也，此由损血搏于背脊所为。"故此出现"背脊强直（活动受限），腰痛似折，下延腘（放射痛）"等症，腰为肾之府，肾虚则腰痛。本病例符合上述理论依据，故以自拟"腰痛杜仲汤"治之。

腰痛杜仲汤以补腰肾，益精髓，活血通经为组方原则。方中杜仲味甘、性温、归肝、肾经，是补肝肾治腰痛之要药。肝充则筋健，肾充则骨强。合金毛狗脊、仙灵脾、鹿角霜以增强补肾强筋之力。熟地、骨碎补，鸡血藤不仅能补骨续筋而且有和血养血之功，配丹参、牛膝、伸筋草以活血通经，桂枝，独活之温经散寒宣痹，加入延胡索以镇痛，陈皮之调中和胃。共奏补肝肾，化瘀滞，通经络，健脾胃，止疼痛之功效。

（五）活血化瘀除湿消肿法治疗膝关节滑膜炎

赵某，女，46岁，职员。

初诊：2000年3月19日。

主诉：左膝关节肿痛半月余。

病史：半月前外伤后出现左膝关节肿痛，自买滑膜炎冲剂和壮骨关节丸，不见效果。

查体：左膝关节肿胀，两膝眼饱满，局部轻度压痛，皮温略高，浮髌试验（+），关节活动受限。舌红苔黄腻，脉象滑数。

X线摄片检查：左膝关节间隙略增宽，胫骨髁间隆起变尖。

临床诊断：左膝骨关节炎、滑膜炎。

辨证：此系局部损伤出血积瘀与水湿（渗出滑液）稽留。阻滞经络，而致肿痛不已，功能受限。

治法：活血化瘀，除湿消肿。

处方：薏苡仁（包煎）30g，王不留行（包煎）20g，苍术20g，丹参15g，泽兰15g，穿山甲（炮）15g，赤芍药15g，紫草15g，泽泻15g，黄柏15g，川牛膝15g，陈皮15g，日1剂，嘱服1周。

复诊：3月25日，患膝肿胀渐消，活动进步，痛以减轻，脉濡数，舌红，白薄苔。嘱按前方继服2周。患膝肿胀基本消退，已不甚痛，但走路多时仍有轻度疼痛。治仍用前方加延胡索15g，仙灵脾15g，骨碎补20g，继服2周，后服壮骨伸筋胶囊2周，调理而愈。

【按语】 膝关节滑膜炎有急性与慢性之分。多数病例有外伤史。急性期一般在1~2小时内发生肿胀，疼痛，活动困难，走路跛行，甚或不能行走，局部皮温略高，浮髌试验阳性；慢性者，多见于老年人，有劳损或关节疼痛（骨关节炎）的病史。遇劳累或受凉后加重症状，膝肿，两膝眼处饱满，皮温不高，浮髌试验亦呈阳性。

本病例系一膝部扭伤后为病，症属亚急性滑膜炎，局部出血与渗液积滞，不得流行，故为肿为痛。其治以自拟"薏苡化瘀汤"为主。药用薏苡仁、苍术之益气健脾除湿为君药，配川牛膝、泽兰、丹参、王不留行、穿山甲之活血通经，消肿止痛为臣药；合黄柏、泽泻、赤芍、紫草以清热凉血，除湿化瘀，陈皮以理气调中和胃均为佐使药。以上诸药相互配伍，共奏活血化瘀，消肿止痛之功。

在治疗期间为使其骨性关节炎得到同时治疗，故加入骨碎补、仙灵脾以补肝肾坚筋骨，延胡索之化瘀止痛。后期嘱服壮骨伸筋胶囊更加强舒筋壮骨化湿通络祛痛的功效。

薏苡化瘀汤原方加三棱、莪术、皂刺、山慈菇、穿山甲等活血破瘀，散结消肿药，对膝腘窝囊肿有良效。

薏苡化瘀汤原方加水蛭7.5g（入汤药水煎），三七粉7.5g（分3次冲服）对小腿静脉炎，亦有较好效果。

（六）通经祛瘀散结法治疗膝腘窝囊肿

孙某，女，42岁，工人。

初诊：2002年4月18日。

主诉：右膝关节肿痛、腿无力3个月余。

病史：3个月前外伤后出现右膝关节肿痛，腿无力。曾在某医院穿刺治疗，不见效。自买滑膜炎冲剂和壮骨关节丸亦无好转。

查体：右膝眼饱满，压痛轻度，在腘窝部可触及到张力性的波动性肿物，如鸡蛋大，表面光滑，质地较软，压痛轻度，且和皮下组织不粘连。关节活动轻受限。舌苔薄白，脉弦滑。

X线摄片检查：右膝关节间隙存在，基本正常，胫骨髁间隆起变尖，内髁部骨质增生。

临床诊断：右膝关节滑膜炎、腘窝囊肿。

辨证：该患系右膝关节滑膜炎与腘窝囊肿并缘由关节挫伤后出血积瘀与渗出液稽留，阻滞经脉瘀结成囊肿。

治法：痛经祛瘀散结消肿。

处方：薏苡仁50g（包煎），王不留行20g（包煎），皂角刺20g，三棱15g，莪术15g，丹参15g，泽兰叶15g，泽泻15g，穿山甲15g（炮）山慈菇15g，淮山药20g，炒白术20g，白茯苓20g，牛膝15g。

日1剂，水煎服，连服7剂。

复诊：4月25日。患者膝眼饱满已逐渐消散，按痛轻度；膝腘窝部囊肿缩小，按痛（-）。膝活动略进步。患者自觉腿仍无力。前方加党参15g。再进10剂。

三诊：患者膝眼饱满，已完全消失，按痛（-）；腘部囊肿缩小大半，触痛（-），活动进步。患腿力量增加。舌、脉同前。按效不更方。继服10剂后，患膝腘窝囊肿基本消散，嘱按原方继服1周，以巩固疗效。

【按语】 膝腘窝囊肿，是腘窝内滑液囊肿胀的总称，腘窝内的滑液囊很多，尤其内侧的半膜肌滑囊腓肠半膜肌滑囊肿胀发炎者最多见。滑囊与关节腔相同者叫滑膜憩室，囊肿与关节腔通者叫滑膜炎。此病成年人较多见，可使膝部无力、疼痛，甚至功能障碍。治疗本病首选中药，以通经祛瘀散结消肿为治。方中以薏苡仁、王不留行之渗湿通经化瘀为君药，配皂角刺、穿山甲、山慈菇、三棱、莪术以攻坚、散结、化瘀为臣药；用丹参、泽兰、泽泻、牛膝以及淮山药、白术、茯苓、党参为佐使药，以期祛邪而不伤正，并促肢体功能的恢复。

（七）活血祛瘀理伤舒筋法治疗膝关节半月板损伤

胡某，男，32岁，职员。

初诊：2006年3月12日。

主诉：右膝关节痛10天。

病史：10 天前打篮球时不慎跌伤，致右膝肿痛，行走困难，经某医院按挫伤治疗，服舒筋活血药，外敷药膏，症状稍缓解。

查体：右膝部肿胀，按痛（+），浮髌试验（+）；活动受限。舌质淡，苔薄白，脉弦紧。

MRI 平扫显示：右膝外侧半月板后角撕裂伤。

临床诊断：右膝半月板损伤。

辨证：右膝半月板急性损伤，患膝肿痛，活动困难，乃血瘀为患，滞而不散，气血俱伤，经云：气伤痛、形伤肿。故宜行气活血，祛瘀舒筋为治。

治法：患膝制动，局部敷消肿膏；内服行气活血化淤中药。活血祛瘀汤加减。

处方：鸡血藤 30g，骨碎补 30g，当归 15g，土鳖虫 15g，红花 15g，桃仁 15g，乳香 15g，没药 15g，路路通 15g，川牛膝 15g，薏苡仁 50g（包）香附 15g，自然铜 15g（煅）陈皮 15g，日 1 剂，水煎服，连服 10 剂。

复诊：3 月 23 日。服药 10 剂加局部敷贴药，症状逐渐减轻，膝肿渐消，活动进步。按前方加乌贼骨 50g（先煎 30 分钟）、续断 20g、仙灵脾 30g、丹参 20g、无名异 20g，继服 20 剂，局部敷贴药更用熏洗 Ⅱ 号。

三诊：4 月 15 日。患膝肿胀消退，按痛（-），活动自如，麦氏征与研磨试验阴性。前后历 40 天，服 40 剂中药加局部治疗，效果显著。嘱继服首方，将薏苡仁减至 30g、乌贼骨加 10g、骨碎补加 20g，服 15 剂，以巩固疗效。

【按语】半月板位于股骨髁与胫骨平台之间的纤维软骨附着于胫骨内、外髁的边缘。半月板可分为内侧半月板与外侧半月板两部分，内侧较大，呈"C"形，外侧半月板稍小，近似"D"形。外侧半月板常有先天性盘状畸形，称为先天性盘状半月板。半月板具有缓冲作用和稳定膝关节的功能。当膝关节屈曲 135°位时，关节作强力外翻或内翻、旋转或外旋运动，半月板才能有轻微的移动，故在此体位易造成半月板的损伤。半月板血运较差，除边缘性损伤有部分可获愈合外，一般不易治愈。青年人发病多见。

本病的特有症状，是膝关节交锁，多发生在膝关节伸直至 130°～140°时，此症状是诊断半月板损伤最可靠的证据之一。失力症状，是半月板损伤的常见症状，特别是陈旧性损伤，多发生在患者上下楼梯、跳跃或其他相似的运动时失力。关节肿胀、积液、骨四头肌萎缩等。麦氏征和研磨试验均为阳性；诊断有疑难时可进行影像学做进一步检查。

治疗本病，选用中药有一定优势。本方药采用乌贼骨，又名海螵蛸，经实验研究表明：有明显促进骨缺损修复作用；能促进纤维细胞和成骨细胞增生与骨化；而骨碎补对骨关节软骨有刺激细胞代偿性增生作用，并能部分改善由于力学应力线改变造成关节软骨的退行性病。上述二药为方中之主，为君药；配鸡血藤、土鳖虫、自然铜、当归、乳香、没药及薏苡仁等活血化瘀，祛湿药，为之臣；香附、陈皮理气和中，加川续断、仙灵脾以补肾壮骨，合川牛膝、陆路通引经直达病所，同为佐使药，诸药相伍，发挥其祛瘀和血，理伤壮骨舒筋的作用。

（八）益气养血通经舒筋法治疗胸廓出口综合征

辛某，女，40岁，工人。

初诊：2005年4月16日。

主诉：右侧颈肩臂痛8个月。

病史：8个月前无明显诱因，自觉右侧颈肩痛，手摄取无力，且麻木，经某医院按颈椎病治疗无效。

查体：颈活动不受限，无明显压痛，压头试验（－）。将患侧手上举时抵抗，且颜色苍白，诉疼痛加剧；压迫锁骨上窝则向上肢尺侧放射性疼痛；斜角肌试验与挺胸试验均为阳性。舌淡、苔薄白，脉沉细无力。

临床诊断：胸廓出口综合征。

辨证：该患体瘦，面色苍白，脉沉细弱，舌淡。乃气血亏虚象，筋脉失养，血不荣筋，故发痛、麻木症。

治疗：益气养血，通经舒筋。

处方：黄芪30g，当归15g，川芎15g，白芍20g，熟地20g，党参20g，白术20g，茯苓20g，鸡血藤30g，丹参15g，红花15g，桑枝15g，桂枝15g，延胡索15g，姜黄10g，甘草10。

日1剂，水煎服，连服7剂。

复诊：4月23日，颈肩臂痛缓解，手麻亦轻。查舌、脉同前。按效不更方，嘱继服10剂后再诊。

三诊：5月8日。颈肩部已不痛，有时前臂不适，尺侧手指略有麻木。舌、脉同前。嘱按原方再服10剂，诸症悉退。

【按语】胸廓出口综合征是直臂丛神经和锁骨下动、静脉在胸廓出口处和胸小肌喙突附着部受压所引起的综合症状。临床主要表现在神经分布区域（手、臂尺侧）疼痛、麻木或感觉异常，上肢静脉扩张，肤色瘀紫，桡动脉搏动减弱或消失。它包括以前所谓的颈肋综合征、前斜角肌综合征、过度外展综合征、胸小肌综合征等。

本病属中医学"筋痹"范畴。《素问·长刺节论》指示筋痹的主要症候为"筋挛节痛"。《天枢·经脉》描述"三焦和少阳之脉"所至的痹痛症状为"肩、臑、肘、臂处皆痛,小指、次指不同",均类似于本病的临床表现。巢氏《诸病源候论》认为筋痹的病因是由于体虚,腠理疏松,风邪侵入筋脉所致。《医宗金鉴》则认为筋痹与肝的脏腑功能有密切关系。现代医学将胸廓出口区域臂丛神经、锁骨下动、静脉压迫所产生的症候群称为本病。

本病应与下列疾病相鉴别:

①腕管综合征:夜间痛甚,知觉减退区在桡侧 3 个指头的末节,腕的掌侧正中部压痛;②颈椎病,有明显的颈部症状及神经根或脊髓症状。X 线片则显示:颈椎多有退行性变;③脊髓空洞症,手部肌肉萎缩,冷热分辨不清,触觉存在,痛温觉消失;④肌萎缩型侧索硬化,则有明显的肌萎缩,但无感觉改变,无锁骨下动脉受压症状;⑤冈上肌腱疾患,常有上肢反射性疼痛,但以肩部疼痛、压痛及活动受限为突出。

本病的治疗,应根据其证型,辨证施治。本病例系气血亏虚型,血不荣筋,而致患侧肢痛、麻木。故拟益气养血、通络舒筋方。药用八珍汤加黄芪以益气养血,配鸡血藤、丹参、红花、延胡索等活血通痹,桑枝、桂枝、姜黄专行肩臂,引诸药直达病所而镇痛,甘草与芍药合以解痉祛痛。此方药之妙用也。

(九) 活血化瘀疏肝理气法治疗闭合性气血胸

贾某,男,36 岁,教员。

初诊: 1976 年 5 月 16 日上午 8 时入院。

主诉: 胸痛,呼吸困难 14 小时。

病史: 患者于 14 小时前因打篮球不慎被球员猛烈撞击胸部,当时左胸疼痛,不久又感呼吸急促,于当天来我院就诊,按胸部挫伤处理,给予活血化瘀中药治疗,未见明显好转。次日来门诊就医。

入院查体: 体温 37℃,脉搏 80 次/min,呼吸 22 次/min,血压 100/60 mmHg。患者神志清醒,发育正常,营养一般,痛苦面容,呼吸急促,平卧时加剧。左胸部相当 8、9、10 肋骨腋中线处压痛明显,胸部挤压痛不明显。便秘,小便黄。舌苔薄黄,根腻,脉弦滑。

X 线摄片显示: 左肺尖及外缘肺纹理消失。门诊以气血胸收住院治疗。X

线摄胸部正位片示：左肺尖及外缘肺纹理消失，肺组织压缩1/3，纵隔稍向左移，左肋膈角出现液平面阴影。

临床诊断： 左侧闭合性气血胸。

辨证： 该患系胸部受暴力撞击伤，致胸膜内积气和积液致成气血胸。乃败血留瘀，气积血滞于胸腔为患。

治法： 宜活血化瘀，疏肝理气。复元活血汤加减。

处方： 当归尾20g，山甲珠15g，柴胡15g，延胡索15g，金铃子15g，广郁金15g，红花15g，苦桔梗15g，天花粉15g，金银花20g，桃仁15g，大黄15g（后下）甘草7.5g。

日1剂，水煎服。

患者连服药5剂，左胸胁痛减轻，呼吸仍稍急促，可以平卧。X线摄片检查：左侧肋膈角液平面已消失，左肺尖及外缘仍无肺纹理，纵隔仍向右移。但二便调和。减大黄，加厚朴7.5g继服药10剂，左胸胁部疼痛消失，呼吸平稳，舌淡红、苔薄白。脉弦细。X线摄片示：左肺尖及外缘纹理清晰可见，纵隔已回原位。嘱再服3剂以巩固疗效。

【按语】 胸壁无伤口，气体多来自肺组织损伤的破裂口，空气进入胸膜腔后，伤口迅速闭合，空气不再继续进入胸膜腔，称闭合性气胸；胸部损伤后，造成胸膜腔积血为血胸。气血胸常同时存在。运用中药治疗本病有一定优势。方用复元活血汤加减，以其有破瘀生新，疏肝理气、疗伤镇痛的作用，而收良效。

三、痰湿瘀兼顾，虚实分清

（一）清眩舒颈法治疗椎动脉型颈椎病

李某，女，44岁，绘图员。

初诊： 1999年2月4日。

主诉： 颈肩痛，伴头晕头胀、胸闷、恶心欲吐3个月余。

病史： 3个月前无明显诱因出现颈肩痛，伴头晕头胀、胸闷、恶心欲吐，偶有右臂酸痛、手麻。曾在某医院服过颈复康、颈痛灵等药，无明显效果。

查体： 颈胸段压痛（+），颈活动不受限，压头试验（+）。舌红，苔薄白根稍腻，脉象弦滑。

X线摄片检查： 颈椎变直，项韧带钙化；斜位片示：C4～5、C5～6钩椎关节增生，相应椎间孔变窄。

临床诊断：颈椎病（椎动脉型）

辨证：本病系痰凝血瘀，经脉受阻，髓海失充，肝风内动，风火上扰所致。

治法：通脉化痰，平肝息风，清眩舒颈。

处方：天麻 15g，钩藤 20g，石决明 25g，半夏 15g，茯苓 20g，葛根 20g，陈皮 15g，旋覆花（包煎）15g，竹茹 15g，黄芩 15g，丹参 15g，白僵蚕 15g，泽兰 15g，全蝎 5g，白芍 20g，甘草 10g 日 1 剂，嘱服 1 周。

复诊：2 月 10 日。患者自述：服药 1 周头晕减，已不恶心，惟头胀、胸闷仍然。治按前方减旋覆花、竹茹。加菊花 20g，紫苏梗 15g。嘱再服 1 周。

三诊：2 月 18 日，胸闷减，头胀轻。惟颈僵、肩酸时作。嘱按 2 月 10 日方连服 2 周。患者诸症悉退。后服颈痛胶丸 2 周，以巩固疗效。

【按语】椎动脉型颈椎病，临床症状较复杂，易与内科、神经科、五官科等多种疾病相混淆，其误诊率在颈椎病各型中占首位。本型多合并神经根型或交感神经型，临床诊治要分清主次轻重。

本病以"眩晕"为主要症状，又因常合并颈肩臂疼痛，而具有"痹症"的特点。因此，本病的眩晕与其他各科之眩晕的病理机制有着很大的区别。

历代医家对眩晕病理机制的认识较多，如《灵枢·口问》"上气不足"、《灵枢·海论》"髓海不足，则脑转耳鸣"《景岳全书·眩晕》"无虚不作眩"《丹溪心法·头眩》"无痰不作眩"《素问·至真要大论》"诸风掉眩，皆属于肝"等。以上所论大体分为虚实两大类。椎动脉型颈椎病，为本虚标实之证，本虚乃脏腑功能衰弱，标实为经脉阻滞，影响气血津液的正常代谢，则产生痰浊、血瘀等病理产物，阻滞于经脉则影响精血上荣于脑，在脏腑功能衰退，精血亏虚的基础上，进一步加重了脑部的失养（供血不足）状态，从而产生"眩晕"等症状，这是本病的基本病理机制所在。

本病例系一绘图员，缘其颈部长期处于强迫姿势之疲劳状态，故局部经脉瘀滞，瘀久生痰，影响精血上荣，髓海失充，肝风内动，风火上扰，而现椎动脉型颈椎病之诸多见症。以自拟"清眩舒颈汤"治之。方用天麻、钩藤、石决明平肝息风为主药，配丹参、泽兰以通经活血，葛根、半夏、茯苓、僵蚕、全蝎化痰解痉，合橘皮、旋覆花、竹茹以和胃降逆止呕，用黄芩以清热，芍药、甘草之滋阴制亢，解痛。更因其头胀不解，胸闷仍然，是以增亳菊花之清头目消胀，紫苏梗之宽胸利膈。所以诸药相互配伍，有增有减，则肝风息、髓海充、阴阳和、晕止、头清、胸宽、胃亦安矣。

（二）祛痰化瘀益气通络法治疗脊髓型颈椎病

盖某，男，46 岁，工人。

初诊： 2003 年 8 月 1 日。

主诉： 颈僵痛，伴两下肢无力，足底感觉迟钝，走路不稳 1 年余。

病史： 1 年前颈部外伤后，逐渐出现颈僵痛，手麻，两下肢酸痛，发紧、沉重，行走不稳，近日胸腰部有束带感，纳呆，尿急，便秘，脚落地似踩棉感。曾在多个医院治疗未见明显效果，故来我院治疗。

查体： 颈部僵硬，活动受限，颈胸段压痛（+），压顶试验（+），双侧霍夫曼征（+），双膝、跟腱反射亢进。舌红苔薄白，脉沉弦。

颈椎 X 线片显示： 生理曲度减小，C4～5，C5～6 钩椎关节增生，相应椎间孔变窄。CT 扫描显示：C4～5，C5～6 椎间盘突出。

临床诊断： 脊髓型颈椎病（正气不足，痰瘀互阻）。

辨证： 该患面色㿠白，体瘦、纳呆，颈痛，两下肢无力，沉重，步履艰难，一派虚象，系久病、血气虚、滞而不宣，痰瘀互阻之证。

治法： 祛痰化瘀，益气通络。

处方： 补阳还五汤加减。

黄芪 30g，鸡血藤 30g，当归 20g，丹参 20g，川芎 15g，萆薢 15g，穿山甲 15g（炮），白芥子 15g，胆南星 15g，地龙 20g，葛根 20g，川牛膝 15g，桃仁 15g，红花 15g，肉苁蓉 20g，莱菔子 15g，水煎服，日 1 剂，嘱服 2 周。

嘱患者经常做温水浴，以加强活血通络之效。注意休息，勿长时间低头工作。

该方连进 2 周，下肢酸痛减轻，走路稍有力，二便基本恢复正常。按效不更方，嘱服原方，黄芪加 30g，地龙加 10g，加仙灵脾 20g，嘱再服 3 周，两下肢行走有力，步态较稳，但仍有麻木感，上方加白茯苓 30g，继服 3 周，3 周后服壮骨伸筋胶囊，前后历时 80 多天治疗，病症稳定，活动基本自如。

【按语】 脊髓型颈椎病在中医学中虽然没有此提法，但其相关症状，多体现在"痹证"中，痹之为病多为人体气血虚弱，复感风寒湿邪。《素问·痹论篇第四十三》云："风寒湿三气杂至合而为痹也。"可因外邪之不同，而有偏胜，也可以因节气的不同，而中人体之不同部位。颈椎病是运动系统疾病之一，多由颈椎间盘等结构发生病变，如颈椎变直或反弓，椎体骨质增生，颈椎间盘变性突出等，使颈椎椎管狭窄或椎间孔变小、变形，直接压迫或刺激脊神经根、脊髓、椎动脉或交感神经，引起一系列临床症状与颈椎运动功能障碍。

本病例的发生和发展是因颈外伤后，导致椎体不稳，椎间盘突出压迫脊髓所致。笔者认为属于颈背部"督脉"和"足太阳膀胱经"两经气血运行失调，日久瘀痰互阻，正气不足，故其治宜祛痰化瘀，益气通络为法。以补气养血，改善局部血运，缓解肌肉痉挛，增强机体、肌力，稳定椎体，恢复肢体功能。

（三）化痰解凝散结法治疗食道压迫型颈椎病

案1　孙某，女，56岁，退休职员。

初诊：1962年3月20日。

主诉：颈僵痛，伴头晕、恶心，吞咽困难，气短乏力8个月。

病史：患者8个月前无明显诱因自觉颈部不适，继之头晕、恶心，心慌，乏力，胸闷胸痛，尤其吞咽困难，食道似有食物梗塞，吐不出咽不下。情绪紧张，心情不愉快时，则症状加重。曾按"梅核气"治疗，症状略减，但始终未治愈。

查体：颈活动仰头受限，低头症状减轻，颈肌紧张。患者痛苦面容，消瘦。舌淡、苔薄白，脉沉弦。

X线检查：侧位片可见C6椎体前缘有一较大鸟嘴状骨赘，钡餐透视则见C5～6椎间隙处食管受压变窄。

临床诊断：食管压迫型颈椎病（气滞郁结，痰瘀互阻）。

辨证：该患素体不健，肝气不舒，精血亏虚，筋骨失于濡养，以致退变、增生，压迫于食管。

治法：疏肝理气，化瘀散结。

处方：化瘀散结汤加减。

威灵仙20g，广橘红20g，橘络15g，三棱15g，莪术15g，山慈菇15g，皂角刺15g，紫丹参15g，郁金15g，厚朴15g，姜半夏15g，紫苏叶15g，炮山甲15g，苦桔梗15g。

水煎服，日1剂，嘱服10剂。

进10剂后，患者精神状态较好，自述服药后症状有些好转，气短乏力，胸闷减轻，但吞咽仍感困难。前方威灵仙加10g，加土鳖虫15g，山豆根15g，人参15g，再进10剂，症状明显好转，吞咽困难缓解，效不更方，嘱继服30剂，吞咽困难基本消失，其他症状亦随之消退。

案2　胡某，男，48岁，工人。

初诊： 1986 年 4 月 10 日。

主诉： 颈部不适，吞咽困难 1 年余。

病史： 患者 1 年前无明显诱因自觉颈僵，继之咽喉干燥疼痛，胸骨后发胀、干涩刺痛，吞咽困难。近二个月症状加重，并有饥饿感，亦不愿进食，且有恐惧感，每餐只能进流食，如牛奶豆浆等。经常头晕、恶心；手足心发热，腰膝酸软，全身乏力，小便短黄。

查体： 形体消瘦，面色无华，忧郁苦闷，无欲懒言，剑突下压痛（+）。舌质红、苔白微腻，脉细数。

X 线检查： 颈椎侧位片可见 C6 椎体前缘有一较大鸟嘴样骨赘；钡餐透视显示：C5～6 间隙处食管受压变窄。

临床诊断： 食道压迫型颈椎病（阴虚火旺，痰凝梗阻）。

辨证： 该患面无华色，体瘦懒言，手足心发热，舌红苔微白腻，脉细数，一派阴虚象。

治法： 养阴清热，解凝散结。

处方： 养阴化痰汤加减。

生地黄 30g，北沙参 20g，麦门冬 15g，黑元参 15g，广郁金 15g，全瓜蒌 20g，川厚朴 20g，姜半夏 15g，威灵仙 20g，白僵蚕 15g，苦黄芩 15g，广橘红 15g，生牡蛎 30g（先煎）。

水煎服，日 1 剂，嘱服 10 剂。

上药连进 10 剂。咽喉干燥，胸骨后发胀，干涩感均有好转，吞咽疼痛减轻，但进食稀粥仍有疼痛。舌质淡，苔薄白不腻，脉细数，前方减苦寒之黄芩。加山豆根 15g，木蝴蝶 15g，山慈菇 15g，炮山甲 15g，再进 10 剂。咽喉干燥、胸骨后发胀、干涩感均减轻，进食稀粥略有疼痛，头晕、恶心减轻。近日睡眠欠佳、多梦，于前方（复诊方）加夜交藤 30g，进 10 剂后来诊，上述症状明显好转，吞咽困难基本消失，嘱按前方再进 20 剂后来诊，诸症悉退。后服颈痛胶丸 4 周，以巩固疗效。

【按语】 食管型颈椎病，临床上很少见，上述二个病例相距十年，一例为 20 世纪 60 年代初，另一例于 20 世纪 80 年代中发现。经过运用我国传统医学的辨证施治法则，两例患者均获痊愈。

作者体会，本病多因素体不健，肝肾不足，精血亏虚，筋骨失于濡养，以致退变、增生，压迫于局部；亦可因喜怒忧思，气结生痰，凝结于上焦，致食管狭窄，饮或可下，食则碍入。本病近似中医学"噎膈"或"梅核气"，但此二症决非食管狭窄型颈椎病。食管狭窄型颈椎病的体征较明显，如颈僵、头胀、手麻；临床检查：椎间孔挤压试验、臂丛神经牵拉试验、头后伸旋转试验皆为阳性；X线摄片检查：颈椎生理曲度有改变，多数有椎体失稳，钩椎关节增生，颈椎（C5～6居多）前方可见鸟嘴样骨赘形成。上述这些见证，"噎膈"和"梅核气"都不具备，故临证理当细辨。

（四）清热利湿疏风活络法治疗类风湿关节炎

李某，男，23岁，农民。

初诊：1998年6月4日。

主诉：两膝及两踝关节红肿灼痛1个月。

病史：患者1个月前无明显诱因出现两膝及两踝关节红肿灼痛，该患近日两手亦肿痛，有时发热、口干、不思饮食，尿深黄，尿道灼热，大便秘结，曾经用过消炎药和治风湿药不见效。

查体：体温37.5℃，脉搏96次/min，两下肢不能直立，步履艰难。双膝关节肿胀，踝部微红，扪之热，压痛明显。两手指间关节略呈梭形肿胀，握拳受限。舌质红，苔黄腻，脉象滑数。心肺未见明显异常。

X线片所见：左手指间关节变窄，且显梭形肿胀阴影（食、中、环指为著），骨质普遍疏松。血化验：白细胞 $11.8×10^9$/L，中性0.69，血沉35 mm/h，抗链球菌溶血素"O"600U，类风湿因子试验（+）。

临床诊断：类风湿关节炎（湿热痹）。

辨证：证属"热痹"范畴，且偏湿挟风。

治法：清热利湿，疏风活络。

处方：薏苡仁30g（包煎），苍术20g，土茯苓20g，秦艽15g，川牛膝15g，忍冬藤25g，黄柏15g，豨莶草15g，泽泻15g，汉防己15g，泽兰15g，紫丹参15g，蚕砂15g，大黄15g（后下）。日一剂，嘱服一周。

复诊：6月11日，患者自述：两膝肿胀略消，疼痛略轻，两腿仍不能直立，走路困难，不思饮食。诊查：脉滑数，舌质红，苔薄黄稍腻。两手指间关节梭形肿胀仍然，但屈伸活动略进步。双膝关节肿胀渐消，不红，双踝关节仍肿胀不减，但已不红，灼热稍减。按症属瘀湿较深，故肿热难消，遂于前方加细生地、苦参、虎杖、麦芽，嘱服一周。

三诊：6月18日。四肢关节疼痛减轻，肿已渐消，可以扶拐行走，但支撑力差，食纳略增，小便已无灼热感，大便正常。诊查：脉象濡数，舌质微红薄黄苔。两手指间关节肿胀渐消，可以自动握拳但无力。两膝关节肿胀基本消退。而双踝仍轻度肿胀，皮温不高，不红，仍有轻压痛。治疗：按效不更方，遵前法前方嘱服 10 天再诊。

四诊： 6 月 29 日。左手已不痛，两腿可以直立，不扶拐可短距离行走。但全身无力，气短，有时心烦，口干而渴欲饮，食纳稍增进。诊查：体温 36.6℃，脉搏 78 次/min，脉象虚弦，舌质淡红，薄黄苔已退，血象正常，两下肢行动已有支撑力。略显跛行，双膝肿消，惟右踝关节仍有轻度肿。治疗，按风湿悉退，肿热渐消。恐久用渗利散风之剂而耗阴伤气。遂拟下方，以理将愈之疾，以示巩固。

处方： 黄芪 25g，细生地 20g，鸡血藤 20g，淮山药 20g，薏苡仁 30g（包煎），白术 20g，土茯苓 20g，忍冬藤 30g，骨碎补 20g，五加皮 20g，豨莶草 15g，石斛 15g，陈皮 15g，日 1 剂，嘱服 2 周。

五诊： 7 月 14 日，患者自述：手已不痛，但觉发胀，晨起时较明显，膝关节仍有酸胀感，除右踝关节仍有轻度肿痛外，其他自觉症状均好转。诊查：四肢关节，除右手食、中指及右踝仍有微肿外，皆趋正常。遂嘱按前方继服 2 周，以巩固疗效。

【按语】 类风湿关节炎是一种慢性炎症，为胶原质综合征之一，与风湿热可能是同一病原的疾病。在国外女性患者比较多，在我国则并不尽然，不过临床上以青壮年为多见。

本病例系一湿热痹患者，其治以清热利湿为法，并遵喻嘉言，徐灵胎：甘寒亦可通经除痹，且甘寒犹未足适量，必加苦寒（《痹论》）。热痹疗法，则详于本经，本经有多条论及苦寒主开痹。应根据疾病的主要征结，以甘寒养血，润液撤热，佐以苦寒之品，不仅不为之伤，而遂收显效。可见师之法实在可贵耶！

治疗本病，自拟清热利湿法，用"清热疏风汤"。药以薏苡仁、苍术之益气健脾除湿邪为主药。合土茯苓、汉防己、泽泻以助其淡渗化湿之力，配忍冬藤、黄柏以清热解毒消肿；豨莶草、晚蚕砂、秦艽以通络舒筋祛风，益以紫丹参、泽兰、川牛膝、川大黄之破瘀血化凝滞，除湿热。诸药相伍于湿热痹症而奏良效。

本病系"风湿淫热流注经络所致"。然有偏热、偏湿、夹风的不同。故临床审因、辨证、治理应详，若其人发热不恶寒，汗出热不解，关节红肿热痛拒按，口干渴喜冷饮，舌苔黄糙，脉象弦数或滑数，乃热偏盛，治宜清热解毒为主，重用生石膏，金银花、连翘、知母、竹叶等；若发热微恶寒，关节肿痛，四肢沉重，胸闷纳呆，口不渴，或口干而不欲饮，脉弦滑或滑数，舌苔淡黄而腻，属湿偏盛，宜重用薏苡仁、苍术、土茯苓（或茯苓）、汉防己、黄柏等药；若关节疼痛，游走不定者，为夹风之证，治当以疏风通络，选用秦艽、豨莶草、海桐皮、威灵仙等药；若后期气阴亏损，全身乏力，关节变形，甚至僵硬不用，则不宜过用渗利，风燥之药，以防尅伐之弊。

（五）升清降浊通络醒脑法治疗脑震荡后遗症

张某，男，43 岁，工人。

初诊： 1996 年 1 月 12 日。

主诉： 头痛、眩晕，伴恶心，烦闷，睡眠不实，左眼视物模糊 1 个月余。

病史： 该患缘于 1 个月前从高架上跌坠致头部伤损，当时头面部及左肩均有擦皮伤，局部少量渗血，昏迷不省人事，经某医院抢救复苏，擦伤创面已完全治愈。但留有上述症状，经多方治疗不效。遂来院经余诊治。

查体： 患者精神不振，言语合作，血压 130/90 mm Hg，体重 58 kg，眼底检查未见出血，两侧瞳孔不等大，左眼对光反应迟钝，视物不清，头面部左侧有擦皮伤脱痂痕。四肢活动不受限，颈软、腹部无包块，肝脾未触及，未引出病理反射。舌质淡红，苔薄白，脉象浮滑。

临床诊断： 脑震荡后遗症。

辨证： 此系髓海震伤，瘀血阻滞经络，流行不畅，复感外邪潜踞于内，精明受扰，致脏腑之气血不得上注清窍，而现上述见症。

治法： 首当清解外邪，佐以升清降浊，逐瘀之法。

处方： 紫丹参 20g，钩藤 20g，天麻 15g，川芎 15g，谷精草 15g，蔓荆子 15g，菊花 20g，白芷 15g，防风 10g，旋覆花 15g（包煎），细辛 3g，薄荷（包）10g（后煎），日 1 剂，嘱服 1 周。

复诊： 1 月 20 日，头痛，眩晕均减轻，恶心少作，左眼视物仍不清，心烦失眠、多梦。治遵前法，遂于前方减防风、细辛。加活血逐瘀之桃仁、红花，清肝明目之石决明。日 1 剂，嘱服 1 周。另用全蝎 3g、朱砂 1.5g，琥珀 5g，共研细末分 3 次随汤药冲服。

三诊： 1 月 27 日。头微痛少作，已不眩晕。左眼视物好转，夜能入睡，梦少，近日脘闷，食少。诊查：脉见虚弦，舌质淡无苔。按病情趋于好转，2 周来重用疏风之剂，恐阴液被耗，遂改育阴敛镇佐活络之法，以镇静安神通络清脑为治。

处方：生牡蛎 30g，生龙骨 25g，石决明 25g，磁石 20g，白芍 20g，龟板 20g，旋覆花 15g（包煎），明没药 10g（炙），桃仁 10g，红花 10g，菊花 20g，焦三仙各 15g，日 1 剂，仍冲服前方散药。1 周。

四诊：2 月 3 日。左眼近视较清楚，睡眠较好，梦少，近日头沉，但不晕，不痛，食纳略增，全身乏力。查：脉缓无力，证属邪祛正虚，清阳不宣治当升补佐以养阴清脑为法。

处方：黄芪 25g，黄精 20g，党参 15g，白术 15g，茯神 15g，炒枣仁 15g，石菖蒲 15g，菊花 20g，佛手 15g，焦山栀 15g，天麻 15g，柴胡 10g，升麻 7.5g。

日 1 剂，仍冲服前方散药。

经服本方 3 周，诸症悉退。

【按语】脑的生理及其作用，祖国医学早有认识，《素问·脉要精微论》："头者精明之府。"《灵兰秘典》："心者君主之官，神明出焉。"张隐庵注云："诸阳之神气会于头，诸髓之精气聚于脑，故头为精明神明之府……"所谓"精明"、"神明"是一言其体，一言其用，脑是认识世界和思维的物质基础，而脑之所以能够发挥这种作用，必靠心主及其他脏腑的精气奉养才能形成，同时由于心脑的密切联系，对各脏腑的协调起主导作用。因此，头部外伤，或其脏腑经络受到六淫七情的伤害，发生太过不及等失调时，就可以直接的影响其"精明"作用，而出现一系列紊乱症状。如头痛、眩晕、失眠等。该病的眩晕是由外伤所致，因其既往无病，故此种晕痛由外伤而来是可以理解的。外伤眩晕不仅脑本身受伤，且能影响心脑的正常联系，并对其他脏腑亦可波及而出现一系列失调现象。神不守舍的惊悸失眠，肝不藏魂的夜梦纷纭，脾胃失和而出现消化不良等症。同时可以因瘀血阻络致发剧烈头痛，目视不清。亦可因伤后外邪乘隙而入，客于躯体，致头痛眩晕难以恢复。日本人丹波元坚氏谓："此非邪凑则虚之谓，言气所虚之处，邪必凑之。"另一方面，既无外邪壅滞，外伤后，脑既要维持其生理功能又要修复和调节创伤，因之亦给身体在供给上提出较高的要求，必须补助元气，疏通经络，才能解决其脑的病变，否则眩晕，头痛等症状缠绵不已，久不能愈，给患者在精神上造成很大负担。

临床所见，本病的病情是比较复杂的，笔者几十年来治疗脑震荡后遗症达数百例之多，完全本着"辨证施治"的原则，凡外伤挟有外邪的，既先祛其外邪，有瘀滞的，即行宣通经络，无其他外邪见症的，即施升补兼佐通络，这样既照顾了整体，又顾及到局部，而收到较满意的效果。

（六）清上瘀血理气化痰法治疗肋骨骨折合并血气胸

李某，男，52 岁，农民。

初诊：1964 年 10 月 11 日上午 6 时入院。

主诉：胸胁痛 1 天多。

病史：患者于 1964 年 10 月 10 日下午 3 时许，在秋收劳动中，不慎从车上坠落地面，被载重胶轮车从左肩及胁部擦压过去，当时患者痛苦难忍，时而神昏气促，伤势非常严重、危急，即至当地医院诊察抢救，注射镇痛剂后，建议转上级医院施行手术抢救。因患者本人及其家属不同意手术治疗，遂于晨来我院就医。

入院查体：患者发育正常，营养中等，面黄无华色，两目无神，嗜睡、呼吸不畅，气促烦闷，时以右手抚摸左上胸，语声低微，懒言，表情痛苦，常有小声呻吟，口唇干裂，色淡，舌质红、苔黄而糙。脉弦细而数，呼吸 28 次/分，血压 110/80mmHg，血红蛋白 75g/L，红细胞 2.75×10^{12}/L、白细胞 7.5×10^9/L。头颈部无伤，两上肢肤色苍黄、左侧皮温稍高，右侧正常，右臂活动自如，左臂因伤痛不敢抬举，两下肢活动正常，脊柱无损伤，少腹部稍膨隆、拒按。自述：小便困难，大便未解；口苦不欲饮食，咳嗽，咳时引伤处作痛，胸闷气短，心烦不适；左胁肋及背部均胀痛。检查：损伤部渗血，压痛面积较广泛，左胸第 2～5 肋骨折端有明显凸起畸形，且有明显骨擦音，6～11 肋压痛明显，但无畸形，按之有骨擦感，左上胸部血肿，并有捻发音。

X 线摄片显示：①左侧肩胛骨粉碎骨折；②左侧 1～11 肋骨完全骨折；③左侧血胸；④左侧胸壁软组织内积气。

临床诊断：同 X 线摄片所见。

辨证治疗：本病系一严重的肩背胸胁部创伤，肩胛骨粉碎，11 条肋骨完全骨折合并血气胸。遵古法 "瘀在上部者，当清上瘀血" 之意，以防败血蕴肺、凌心，而致危笃难医。宜清上瘀血、理气化痰为治。

处方：当归尾 25g，全瓜蒌 20g，白茯苓 20g，广陈皮 20g，五灵脂 15g，生蒲黄 15g，刘寄奴 15g，赤芍 15g，牡丹皮 15g，北柴胡 15g，苦黄芩 15g，南红花 15g，光桃仁 15g，细生地 15g，甘草梢 5g（血竭 3g，三七 5g 共研细面分 2 次冲服），水煎 300ml，分 2 次早晚温服。

10 月 12 日诊查：患者自述，患处疼痛减轻，咳嗽、胸闷气短仍然，睡眠不实、多梦，少腹膨胀稍减，小便时阴茎作痛，排尿不畅，尿色黄赤量少，大便未解，食纳不香，口渴不喜饮。检查：神志清醒，语言合作，表情苦闷，时出小声呻吟，面色仍萎黄、无华色，口唇干裂，舌质红、苔黄仍糙。脉象弦细而数，呼吸 24 次/分。局部所见：骨折处无不良变化，擦伤部无感染现象，左胸及腋下肿胀仍然，捻发音（+），触按少腹部疼痛稍减。

处方：当归尾 25g，全瓜蒌 25g，牡丹皮 15g，京赤芍 15g，川厚朴 15g，川贝母 15g，广陈皮 15g，五灵脂 15g，生蒲黄 15g，苏赤木 15g，明没药 10g，北柴胡 10g，锦纹军 15g（后下）车前子 15g（包）淡竹叶 10g，甘草梢 7.5g（血竭 3g，三七 5g 共研分 2 次冲服）。水煎 300ml，分 2 次早晚温服。

10 月 13 日诊查：患者自述伤处已不痛，咳嗽、胸闷稍减，气短仍然，睡眠不实。少腹胀满大减，小便时阴茎已不痛，尿仍赤、量略增，大便未解，饮食稍增，口干不喜饮。检查：神清语明，表情仍苦闷，面色萎黄，口唇干裂色淡，舌质淡红、苔黄腻，脉仍弦细而数，呼吸 21 次/min。外伤情况良好，骨折处无不良变化，擦伤皮肤良好，左胸及腋下肿胀渐消，捻发音（+）。

按本病虽然渐趋好转，无恶化现象，但血气胸症状仍未完全消退，并数日大便未解，溲赤而涩，亦非佳兆。故其治仍应继用活血化瘀，理气化痰，疏通腑气为宜，遂于前方加火麻仁 20g，麦门冬 15g 再进 1 剂。

10 月 14 日诊查：患者于昨天下午解大便 1 次，色黑而硬，小溲仍赤，量已增多，少腹略感轻松，胸闷气短减轻，咳嗽大减。睡眠仍不实，饮食增加，口干微渴，有时全身不适、发烧，呈轰热状。夜眠盗汗，头晕、耳鸣，伤处已不痛。检查：患者精神稍振，表情略显笑容，面黄稍透红润，唇干色淡，舌质淡红、苔薄而黄，脉细数无力，呼吸 20 次/min，血红蛋白 80g/L、红细胞 3.75×10^{12}/L、白细胞 8.4×10^9/L。局部所见良好，左胸及腋下肿胀已消大半，捻发音（+）。

本病经 3 天治疗，基本有所好转，病情基本稳定。虽患者素体较壮，但因伤势过重，气血津精损耗较大。故后步治疗理应补而行之，不致攻邪伤正，或补正而留邪。

处方：人参 15g，黄芪 25g，当归 30g，川芎 15g，赤白芍各 15g，生地 15g，丹皮 15g，石菖蒲 15g，远志 15g，茯神 15g，赤木 15g，枳壳 15g，瓜蒌 20g，桃仁 15g，竹叶 15g，大黄 15g（后下）接骨丹 10g 分 2 次冲服，水煎 300ml 分 2 次早晚服之。该方服至 11 月 5 日（在此间略有加减）。

11 月 6 日诊查：经过 3 周多的治疗调养，精神状态良好，食欲增加，二便调和，呼吸均匀，睡眠安适，全身无不适感。检查：局部大面积擦伤已痊愈，骨折处无压痛和骨擦感，左胸及腋下肿胀消失，捻发音（−）。左上肢已能抬举和外展，自动或被动活动无疼痛和障碍。化验：血红蛋白 115g/L、红细胞 4.10 ×10^{12}/L、白细胞 8.6×10^9/L（11 月 2 日检验）。经过细致检查，认为患者病情恢复良好，本着"动静结合"的治疗原则，协助患者于本日开始坐起练功活动及深呼吸（约 15～30min），每日有规律地进行 2 次。患者除稍感气短外，无其他不良反应。

继续按上方治疗（略事加减），至 11 月 11 日离床活动。除稍感心跳、气短和胁部板硬不适外，余无不良反应。11 月 23 日经 X 线摄片检查：骨折愈合良好，血气胸现象已消失。此后仍遵前法调治，于 12 月 1 日始，患者主动做些轻微劳动，如打水、擦地板等。亦无不适感觉。于 12 月 8 日（共住院治疗 57 天）痊愈出院。

【按语】 11 条肋骨完全骨折，同时发生肩胛骨粉碎骨折合并严重血气胸的危重患者，我们过去不仅没有治过，而且在文献上也很少发现此类报道。为了救死扶伤，积极抢救这位扛过 20 多年农活的农民老大爷，遵照祖国传统医学："瘀在上部者，当清上瘀血"之意，以防败血蕴肺、凌心，而危笃难医。遂立"清上瘀血，理气化痰法"拟以当归之补血、活血、和血、养血，血分之要药为君；辅以瓜蒌、茯苓、陈皮之宽胸利膈，理气化痰。五灵脂、生蒲黄（失笑散）善活血行瘀，除瘀血内阻、散结止痛为臣药；配桃仁、红花、赤芍、牡丹皮、刘寄奴等寓于活血化瘀药中之力益著，尤以刘寄奴善解胸腹胀闷、破血逐瘀，柴、芩、生地、血竭、三七之凉血止血，且理胸胁之瘀滞不舒，为佐使药。于此，诸药相伍则清上瘀血、理气化痰、和血止血之功收矣。在治疗过程中，二便不通、腑气郁滞、腋下瘀肿难消、捻发音明显存在、少腹拒按，故而加重理气化痰、疏通腑气，遂投厚朴、贝母、车前子、锦纹大黄等药而取效。历 3 日后，诸症渐趋好转，继治当补而行之，壮气血、益津精，在缓补的前提下，不致补而留邪，攻而伤正之虞。故以参、芪为君药；归、芎、芍、地为臣药。益以茯神、远志、菖蒲之安心神开心窍，醒脑镇静；配瓜蒌、枳壳以宽胸利膈，苏木、桃仁活血化瘀，竹叶淡渗利尿，锦纹大黄通腑利便，均为佐使药。同时给接骨丹以利断骨之愈合。如此，药证相合，共奏机体从速恢复之能也。

（七）清热利湿通络止痛法治疗痛风性关节炎

张某，男，42 岁，干部。

初诊： 2003 年 5 月 10 日。

主诉：左足肿痛 7 天。

病史：7 天前吃过海鲜，喝大量啤酒后，即觉左足疼痛，未曾治疗，昨晚左足剧烈疼痛而惊醒，稍活动或轻触患处，即疼痛难忍，今日清晨疼痛稍有缓解，遂来本院治疗。

查体：一般情况尚可，体温正常。左足第一跖趾关节周围红肿，肤温较高，压痛明显，行走不便。舌红，苔黄腻，脉滑数。实验室检查：血尿酸 593mmol/L，血沉 40mm/h，白细胞计数正常。

X 线片示：左足正斜位片未见明显异常。

诊断：急性痛风性关节炎（湿热痹阻）。

辨证：因平素过食膏粱厚味，以致湿热内蕴，侵袭经络，邪郁化热而致肿痛，湿热凝练成痰，流窜肢节为患。

治法：清热利湿，通络消肿止痛。

处方：忍冬藤 50g，薏苡仁 30g，土茯苓 30g，败酱草 30g，车前子 30（包煎），蚕砂 15g，虎杖 15g，延胡索 15g，刘寄奴 15g，苍术 15g，赤芍 15g，黄柏 15g，玄参 15g，日 1 剂，水煎服，嘱服 1 周。

嘱患者在生活上应避免劳累，戒酒，忌食海鲜及动物内脏、黄豆及其制品，有助于本病的治疗和防止复发。

复诊：左足肿痛基本消失，复查血尿酸、血沉、血常规恢复到正常范围。嘱按前方继续服药 10 剂，以巩固疗效。10 天后复查，症状完全消失而愈，嘱其避风寒及注意饮食，防止再次复发。

【按语】痛风性关节炎是较常见且易误诊的一种嘌呤代谢紊乱性疾病，属我国传统医学痹证范畴。痛风，又称历节风，白虎历节，因多发于关节故称痛风性关节炎，且历代医家有所论述。《时方妙用》云："肢节肿痛，《内经》谓之贼风，后人谓之痛风……痛风脉浮紧，头痛恶寒发热，为新受之邪……痛风久不愈，以痛久必入络也。"近代顾伯华《中医外科手册》指出："痛风为平素过食膏粱厚味，以致湿热内蕴，兼因外感风邪，侵袭经络，气血不能通畅而成，反复发作，遂成瘀血凝滞，经络阻塞，关节畸形。"近年来，由于经济的发展、饮食结构的改变以及人类寿命的延长，痛风的发病率逐年上升，已成为中老年男性的常见病。目前现代医学对该病尚无根治方法，仅以秋水仙碱、非甾体类消炎药止痛，别嘌呤醇、苯溴马隆等降低血尿酸治疗，大多缺乏病因治疗，同时这些药都具有明显的毒副作用，如胃肠道不适、皮疹、影响肝肾功能及造血系统等，因此，探讨运用中医药治疗痛风已成为当今一个重要的研究课题。

本病例属湿热痹阻型，方中以土茯苓、车前子、汉防己利湿解毒消肿；薏苡仁、苍术、败酱草、忍冬藤清热解毒；黄柏清下焦湿热，能增强肾血流量而促进血尿酸排泄；苍术健脾除湿，可消除局部炎症反应，缓解关节肿痛；蚕砂祛风和中化湿。刘寄奴、赤芍、玄参、虎杖清热凉血化瘀；延胡索活血止痛。诸药合用，共奏湿除热解，利关节而肿消痛除。使痹阻瘀滞通达，则病瘥而解除。

本病与饮酒、厚味、潮湿、受凉有关，或因过食厚味则多湿多痰，加之饮酒（尤其啤酒）则易水湿浊痰停留，脾胃运化失职，代谢瘀积凝滞沉积而成。因此嘱患者忌烟、酒和肥肉等很重要。要多喝白开水、避风寒，保持小便通畅，才能更好地防止疾病的发生与发展。

四、折骨伤筋病，手法先行

（一）自制蛙式固定器治疗先天性髋关节脱位

陈某，男，16 个月。

初诊：1978 年 3 月 18 日。

代诉：小儿行走不稳，两下肢不等长，发现 3 个月。

病史：3 个月前发现小儿走路不稳，有时跌跤，无外伤史。

查体：患儿营养中等，活泼，行走不稳，两下肢不等长，艾利斯（Allis）征（+），蛙式试验（+）。

X 线摄片显示：左髋臼发育不良，髋臼指数：左 40°、右 22°，卡弗线和沈顿氏线曲折，股骨头向上移位。

临床诊断：先天性左髋关节脱位。

治法：在全麻下手法复位、蛙式固定器固定治疗。

手法：患儿取仰卧位，将髋关节屈曲至 90°，再由一助手把持骨盆，使之固定。术者左手握持小腿上部，并向前拔伸，右手拇指顶住股骨大粗隆，当左手将患肢继续向前拔伸时，右手拇指将大粗隆向前向下推挤，左手趁势将患肢缓缓外旋、外展，使股骨头滑入髋臼，"咯噔"的滑入声，即复位。

固定：复位后用蛙式固定器固定在两大腿外展到 90°位置。摄 X 线片检查：复位良好。

复诊：4 月 20 日，复位固定已一个月，情况良好，解开外固定，检查局部并施行轻度按摩手法，再固定。摄 X 线片显示：脱位之股骨头已正确的纳入髋臼内。

三诊： 6月20日，固定后3个月，摄X线片显示：脱位之股骨头复位良好。

四诊： 12月20日，经治疗9个月，X线片显示：左髋臼上缘明显骨质增生，股骨头（骨垢核）发育良好。髋臼指数：左19°、右19°。解除固定器具，嘱逐步做功能练习。经一年后随访，患儿已完全恢复正常功能。

【按语】先天性髋关节脱位，是一种较常见的先天性下肢关节畸形，其发病率约占我国新生儿的千分之一，但与国外一般报道千分之四为低。

本病的真正原因，目前尚不甚完全明了，一般认为髋臼发育不良，臼窝变浅，特别是髋臼上缘发育不全，以致股骨头不能很稳定的容纳在髋臼内（照片），是本病最基本的病变因素。若能早期发现，及时合理地进行治疗，可以获得理想的解剖学复位（照片），否则任其发展，不仅畸形严重，而且会影响劳动能力。

近年来作者对本病采取手法复位，用自己设计制作的蛙式固定器，治疗先天性髋关节脱位，它代替了多年来沿用的笨重石膏固定，不仅经济简便，而且取得了较满意的效果。

本病共观察治疗患儿36例，一般在1~3周岁之间。女性27例，占75%，男性9例，占25%，女与男的比例为3∶1，女性多于男性的3倍，较国外一般报道的6∶1为低。

先天性髋关节脱位的治疗方法，认识颇不一致，过去我们对五周岁左右的患儿采用皮肤牵引，手法复位，并且用蛙式或贝式石膏固定，从临床的实践中观察到，超过三周岁的患儿经上述治疗，失败者不为鲜见，不是复位欠佳，就是股骨头缺血性坏死。所以近年来，作者对三周岁以上的患儿，一般不作手法复位和石膏固定，而三周岁以下的患儿，经手法复位和蛙式固定器治疗，效果均获100%的满意。

牵引、手法复位和妥善的固定，是目前治疗本病（指三周岁以下的）较理想的方法。但在治疗过程中，有几个问题值得注意：①要认真选择病例，尤其在年龄的界限上要严格一些，而对超过三周岁者，则不宜勉强用手法复位，因为患儿年龄越大，复位越困难，即或经过一段时间的牵引，终因肌肉过于紧张，往往因股骨头受压，而致缺血坏死；②牵引的方法亦很重要，因为凡是需要牵引的患儿，年龄都较大，或移位较大，所以一开始则应沿身体长轴牵，而不是外展位牵（一周后可逐渐外展牵引），否则不仅不能牵伸髋关节屈肌，反而可使骨头紧压髋骨或关节盂唇，则预后不良；③实施手法复位时，必须在全麻下进行，使肌肉放松。手法要温和、轻巧，做到"即知其病情，复善用夫手法"，且忌使用暴力，否则会造成骨折或股骨头缺血性坏死；④固定要准确，固定后要详细检查是否吻合肢体和固定位置是否合乎要求；⑤及时摄 X 线片检查，甚为重要。

用自制的蛙式固定器治疗先天性髋关节脱位之所以获得成功，而有良效，在于它固定确实、可靠，其优点较多：本器具容易制作，经济、简单、使用方便、质轻，代替了笨重的石膏，不仅减轻了患儿肌体负担，而且也减轻了患儿家长的经济负担。更由于其固定方法灵活，术者可以随时矫正复位中的不足，在固定期间，患儿还可以洗澡更衣，在每次更换固定器具时，术者便在患儿髋部进行按摩，以促进血液循环，促进髋关节的发育及髋臼窝的形成。

用蛙式固定器治疗的病例，虽然不算多，但可以确认本法比用石膏固定优越得多，并且造价低、方便、适用、效果好，认为有推广应用的价值，以便在使用中，不断地总结经验，加以改进，进一步提高疗效。

(二) 垫枕复位练功法治疗胸腰椎压缩骨折

案1 郑某，男，46 岁，工人。

初诊：1968 年 8 月 27 日入院。

主诉：腰痛 1 小时许。

病史：患者于 8 月 27 日上午在劳动工地高架上坠落地面，致腰痛不敢活动。当日住院。

入院查体：该患胸腰段触痛明显，但无神经损伤症状。舌苔薄白根腻，脉弦滑。

X 线摄片显示：腰 1、2 脊椎屈曲型压缩骨折，椎体压缩Ⅱ度。无附件骨折。患者精神状态良好，面色略显苍白。唇干。血压：120/80mmHg。二便未解，少腹略膨隆，无包块。

诊断：腰 1、2 脊椎屈曲型压缩骨折（椎体压缩Ⅱ度）。

辨证：患者素体健壮，偶遇意外伤，精神状态尚好，但仍显痛苦病容。脉弦滑为伤后剧痛，血实气壅象。

治疗：其治当活血化瘀，疏通脏腑，理气祛痛为宜。故投复元活血汤加减。

处方：当归尾 20g，川芎 15g，丹参 15g，赤芍 15g，杜仲 20g，桃仁 15g，北柴胡 15g，红花 15g，山甲珠 15g，厚朴 15g，陈皮 15g，车前子 20g（包），大

黄 15g（后下），水煎 300ml，分 2 次，早晚温服。

8 月 28 日上午患者解大便 1 次，头硬色黑，小溲深黄。腰痛减轻，小腹部膨隆亦减。饮食正常。治按前方大黄减 5g，煎 300ml，早晚服之。

即日于伤椎后凸处垫一薄枕促其缓慢复位，第三日开始腰背肌功能锻炼。继服前药，第五日于前方中减去大黄，加郁李仁 15g，神曲 15g 以保持润肠通便，疏通腑气，理脾和胃，固护中州，促进机体恢复。于是日始，每次冲服接骨丹 5g。增强接骨续筋之力。第 10 天摄 X 线片复查椎体已基本复位。嘱加强功能锻炼，继服接骨丹，每次 5g，每日 3 次。住院 56 天痊愈出院。1968 年 12 月 20 日来院复查，脊椎无后凸畸形，活动自如，无腰背痛，已恢复正常工作。

案 2 孙某，男，32 岁，农民。

初诊：1968 年 10 月 21 日。

病史：10 月 21 日因车祸致胸 12 腰 1 脊椎压缩骨折，右关节突关节脱位，左第 3、4 肋腋前线处骨折，受伤当日住院。入院检查截瘫指数 4 级（运动 1，括约肌 1，感觉 2）。入院当天投复元活血汤（加减）以活血化瘀，理气止痛。第二天于胸腰椎高凸处垫枕，并嘱练功活动。肋骨骨折 1 期处理。由于患者能配合治疗，刻苦练功。14 天摄 X 线片检查，关节突关节复位，椎体膨胀复位达 90%，停复元活血汤，投补阳还五汤加味，冲服接骨丹，截瘫平面第 30 天基本消失。住院 60 天基本治愈出院。1969 年 4 月 20 日复查，患者感觉运动恢复，大小便能自控，生活完全能自理。

【按语】 垫枕复位练功法治疗脊椎压缩骨折，是根据我国传统医学"脊柱屈曲型压缩骨折过伸复位法"亦即危亦林在《世医得效方》中首次记载的脊椎骨折的复位法："背脊骨折法：凡脊骨不可用手整顿，须用软绳从脚吊起，坠下身，其骨自归窠，未直则未归窠，须要坠下，待其骨直归窠。"然后用"大桑皮、松树皮"做夹板固定，危氏还强调"莫令屈，药治之"，是世界医学史上的最早创举。后世明清时代不仅沿用，更有发展，《医宗金鉴》对腰椎骨折脱位提出"但宜仰睡，不可俯卧或侧眠，腰下以枕垫之勿令左右移动。"实践证明"垫枕复位法"是完全可靠，适应证广是首选疗法。对稳定型与不稳定型胸腰段骨折以及合并附件骨折包括合并椎板骨折者，均可应用。本组病例二，孙某，胸 12、腰 1 压缩骨折、右关节突关节脱位，肋骨骨折合并不全截瘫，应用垫枕复位练功法，疗效满意。我国中西医结合骨伤科专家尚天裕应用本法治疗大量胸腰段压缩骨折及其合并症，取得了成功经验，对后学启发很大；同时近人董福慧、宵冠军、高瑞亭、顾云伍等专家均作了实验性研究，对垫枕的高度及练功要求和作用，都作了有力的阐明。

垫枕练功复位法，是以伤椎后凸处为中心，背部垫一薄枕逐日增高，一般在开始时垫高约 5~8cm，适应 2 日左右即可逐渐增高，在一周内达到 15~20cm 为宜。为使垫枕准确针对后凸畸形处，以制成塔状枕为佳。所谓塔状枕，即在普通枕头的 1/3 处再缝一道横线，侧放床上时，即成底大上小的塔状枕。其使用方便，垫高部位较准确稳定。

对合并颅脑损伤，胸腹部严重损伤或休克者，应先积极抢救并发症，而对并发症其他部位骨折可同时处理。

只要全身症状允许，伤后第二天即可开始腰背肌功能锻炼。在本组病例中，椎体压缩率为 20%~25% 的 12 例患者，从 X 线摄片观察，椎体平均复位时间为 18 天；而压缩率在 25% 以上的 22 例患者，椎体平均复位时间为 12 天左右，说明压缩率越小，椎体内能量储存越大。同时也发现，通过垫枕练功，在 3 周内椎体已基本复位，第六周压缩椎体的骨折已难分辨，骨性骨痂已基本形成。因此，要求患者在 3 周内达到一定的背伸练功姿势，在 6 周内达到最大背伸肌力，6 周以后的练功要求主要是维持一定的背伸肌力（如俯卧飞燕式）。

本组 34 例脊椎胸腰段压缩骨折及其合并症，以气血脏腑、经络学说为指导，采取筋骨并重，内外兼顾和"动静结合"的原则，运用中药、手法以及器械等辨证施治，对瘀血的消散，脊髓肿胀的消退，神经功能的恢复，预防并发症和促进骨折愈合，防止后遗症，比之单纯垫枕练功有明显疗效，缩短了疗程，促进了患者的早日康复。

（三）手法复位与牵引复位相结合治疗股骨上 1/3 骨折

案 1 包某，男，18 岁，学生。

初诊： 1973 年 4 月 17 日。

主诉： 左大腿肿痛，不敢活动近 3 个小时。

病史： 3 小时前左大腿被汽车撞伤，急诊入院。

查体： 患者痛苦病容，面色苍白，时发小声呻吟，懒言；营养中等，身体较强壮。左大腿肿胀，上 1/3 异常活动，骨擦音（＋）。舌苔薄白根腻，脉象沉弦。

X 线摄片显示： 左股骨上 1/3 斜形骨折重叠移位（照片）。

诊断： 左股骨上 1/3 骨折。

治法： 对患者左大腿行股骨髁上骨牵引，重量为 10kg，24 小时后，经 X 线透视下见骨折重叠移位已牵出，仅有侧方移位。遂即采用端、提、挤、按手法整复，X 线透视下见复位满意，并于骨折近断端之前、外侧各置一棉纱平垫，远段断端后、内侧亦置一棉纱平垫，以股骨干夹板固定，于夹板外面近段断端的前、外方放一小型沙袋，左下肢置于托马氏架上，外展约 30°，屈髋角度约 60°，牵引重量用 4kg 维持。术后嘱其进行股四头肌收缩及踝关节背伸跖屈活动。口服散瘀活血汤，每日 3 次，1 周后改服接骨丹，每日 3 次。

复诊： 4 月 30 日，经 2 周治疗，左大腿肿胀基本消退，X 线透视下见骨折对位对线良好，牵引重量改为 3kg 维持。嘱其除继续加强骨四头肌收缩锻炼外，可端坐床上，用健足蹬床，双手撑床练习抬臀，使身体离开床面，头向后仰，胸、腹、患肢成一水平线，每日操练不少于 3 次。继续口服接骨丹，每日 3 次。

三诊： 5 月 7 日，三周检查：伤肢无肿，无按痛。X 线拍片显示：骨折部已有大量骨痂形成（照片）。治疗 24 日去掉牵引，嘱床上进行功能锻炼。嘱服壮筋续骨丹，每日 3 次。

四诊： 5 月 15 日，四周临床检查：骨折局部无压痛、无纵向叩击痛和异常活动，肢体无短缩、无成角，髋、膝关节可屈曲 90°，于是，让患者离床扶拐行走，加强功能练习。共治疗 32 天骨折临床愈合出院。嘱继服壮筋续骨丹一个月，以巩固疗效。

案 2 曹某，男，13 岁，学生。

1978 年 12 月 5 日入院。

患者因右大腿被汽车压伤 2 天，而住院治疗。入院后诊断为"右股骨上 1/3 梯形骨折"（照片）。入院当天行右股骨髁上牵引，重量为 7kg。24 小时后 X 线透视下见骨折断端已牵开，当即采用提、按手法整骨复位，小夹板、棉纱垫外固定，伤肢置于托马氏架上，屈髋 50°，外展 25°，并于其近段断端前、外侧置一小型沙袋，经床头摄 X 线片显示骨折对位对线良好，牵引重量改为 3kg 维持，嘱服活血丸，每日 3 次，一周后改服接骨丹，每日 3 次。二周后服壮筋续骨丹，每日 3 次。治疗四周，摄 X 线片显示：骨折处已形成大量骨痂；检查骨折部无压痛、无纵向叩击痛、无异常活动。遂去掉牵引，让患者离床扶拐行走。共治疗 31 天，骨折临床愈合出院。于 1979 年 2 月 6 日来院复查，摄 X 线片显示：骨折部已骨性愈合。检查患者双下肢等长，行走自如，髋、膝关节活动功能正常。

【按语】 股骨上 1/3 骨折，临床上较常见，由于其损伤机制和骨折部肌肉的牵拉而造成典型移位，给手法复位和固定带来一定困难。作者近年来运用手法复位与牵引复位相结合、小夹板及棉纱垫等局部外固定，治疗本病收到良好的效果，现就观察治疗的 100 例病人进行如下分析。

100 例病人，其中男性 86 例，女性 14 例，年龄最小 2 岁，最大 74 岁；以 7～14 岁儿童为多，占 51%，18～40 岁青壮年次之，占 27%。100 个病例中，闭合性骨折 94 例、开放性骨折 6 例、横断骨折 42 例、斜形和螺旋形骨折 34 例、粉碎形骨折 24 例。住院时间最长 124 天，最短 17 天，平均住院时间 46.6 天。

治疗效果：优者 81 例（占 81%）、良者 13 例（占 13%）、差者 6 例（占 6%）。

疗效判定标准，以病人住院期间病情变化为观察指标，分优、良、差三级作为疗效判定标准。

（1）优：骨折局部无压痛、无纵向叩击痛、无异常活动。经 X 线摄片显示：骨折解剖复位或接近解剖复位，骨折无成角及旋转畸形，有连续性骨痂通过骨折线，骨折线模糊，髋、膝关节活动达 90°以上者。

（2）良：骨折局部无压痛、无纵向叩击痛、无异常活动。X 线摄片显示：骨折对位对线良好，成角不超过 10°，肢体短缩不超过 1.5cm，骨折端有较多的骨痂形成，髋、膝关节屈伸活动达 60°以上者。

（3）差：肢体短缩在 2cm 左右，成角在 15°左右，关节活动不足 45°者。

过去我们单纯采用手法复位给患者带来一定痛苦，软组织损伤面大，骨折端出血多，均不利于骨折的愈合。自从采用了早期大重量快速牵引复位和手法复位相结合的方法，从而纠正了单纯手法复位的不足。除五周岁以内患儿用手法复位、夹板固定配合皮牵引外，对于六岁以上的患儿及成年人均采用骨牵引，牵引重量，根据患者的年龄、体质、肌力情况和骨折重叠移位程度而定。一般成人为 10～15kg，儿童 4～8kg。牵引后，在 12～48 小时内 X 线透视或摄片复查，若重叠已牵出而仅有侧移畸形者，及时用端、提、挤、按手法；如旋转或背向移位者，则用回旋手法使之矫正。复位后仍有轻度侧方移位或成角者，于外面加用棉纱垫二点或三点加压，再以小夹板做局部外固定；若固定力弱，近段断端复位不够满意时，可于骨折近段断端前、外方加沙袋迫其持续复位，待各方移位均获得矫正后，牵引重量可逐渐减轻，一般用维持量 3～5kg 即可。

患者体位与牵引方向很重要，为缓解髂腰肌、臀肌等对近段断端的牵拉，患者最好采用半卧位，屈髋 50°～70°，外展 30°，这样的体位易于矫正近段断端之向前、向外移位（图）。在治疗过程中除髋关节高度屈曲、外展外，牵引方向要始终保持与肢体屈曲角度一致，即牵引绳角度要高，则有利于骨折远段断端去对合骨折近段断端，即所谓"子骨找母骨也"。再根据 X 线摄片所见，若骨折仍有移位或成角者，则应随时调整牵引方向及着力点，直至取得正确的复位。

小夹板、固定垫及沙袋的应用，要根据骨折移位的情况，我们采用了形状不同的棉纱固定垫固定。若骨折近段断端向前向外移位，远段断端向内后移位，即将棉纱垫放置在近段断端的前、外侧，远段断端之后、内侧，然后捆好股骨干四块小夹板，做不超关节的外固定。再于夹板外面即骨折近段断端之前、外侧放一小沙袋（沙袋分大、小二种，大者长 20cm，宽 10cm，重约 1000g，小者长 15cm，宽 7.5cm，重约 500g），对于矫正骨折近段断端向前、向外成角有较好的效果。而且棉纱垫柔软、吸潮，较纸压垫优越，可避免压迫性溃疡的发生。为保持其固定后的位置，再于伤肢外侧加一 30°外展板，以加强外固定作用，并有利于骨折的愈合。

准确无损伤地复位和合理地外固定为骨折愈合创造了有利条件。但骨折能否迅速愈合，关键在于功能锻炼，只有及时合理地进行功能锻炼，才能增强骨代谢，提高组织修复能力，促进骨折的迅速愈合和功能恢复。因此，在骨折复位固定后，即应早期积极进行合理地功能锻炼。牵引后就开始做股四头肌收缩及踝关节背伸跖屈活动，第二周即应端坐床上用健足蹬床，并用双手撑床练习抬臀，使身体离开床面，头向后仰，胸、腹、患肢成一水平线，反复进行锻炼，直至去掉牵引。

骨折在治疗期间，内服中药，对纠正因损伤而引起的脏腑、经络、气血功能失调，促进骨折的愈合有良好作用。骨折局部出血形成血肿（瘀血），是损伤后的必然症状，但如果血肿过大（瘀血过多）则会阻碍全身气血的运行而影响骨折愈合。所以，根据祖国传统医学"血不活则瘀不去、瘀不去则新不生、新不生则骨不能续"和"瘀去、新生、骨合"的原理，在治疗过程中始终贯彻活血化瘀的治疗原则。早期以散瘀活血汤（当归尾、骨碎补、土鳖虫、赤芍、红花、桃仁、泽兰、薏苡仁、苏赤木、川牛膝、炙乳香、炙没药、广陈皮，水煎服）或活血丸（见本书医方部）内服，肿胀渐消（骨折中期）可服接骨丹（见本书医方部），待骨痂形成或形成缓慢则服壮筋续骨丹（见本书医方部）等，固本培元，补益肝肾的药物。

（四）手法复位与夹板外固定相结合治疗克雷氏骨折

冯某，女，62 岁，退休工人。

初诊：2001 年 9 月 2 日。

主诉：右腕部疼痛一小时。

病史：一小时前因不慎摔倒，右腕着地，即出现右腕部疼痛、肿胀，不敢活动，遂来本院门诊就医。患者否认高血压、心脏病等病史。

查体：患者痛苦病容，时发小声呻吟，懒言；营养中等，身体较强壮。右腕部肿胀，活动受限，有明显的异常活动，周围压痛，骨擦音（+）。舌苔薄白，脉象弦紧。

X 线摄片检查：桡骨远端距关节面 3.5 cm 左右处，可见一横断骨折线，远折段向背侧及桡侧成角移位，心电图：正常。

临床诊断：右克雷氏骨折（桡骨远端伸直型骨折）。

辨证：本病由间接暴力所造成，骨折后断端移位明显，软组织挫伤。骨折移位的方向，除受外力和肢体重力的影响外，主要是受肌肉牵拉所致。

治法：手法复位，小夹板外固定治疗。

采用拔、伸、挤、按、折顶、牵抖手法使之复位，同时使腕掌屈、尺偏，以纠正移位。先在骨折远端背侧分别放一平垫，然后放上夹板，夹板上端达前臂中上 1/3，桡、背侧夹板下端超过腕关节，限制手腕的桡偏和背伸活动，绑扎三条布带，最后将前臂悬挂胸前，保持固定 2 周后复查。口服散瘀活血汤，每日 3 次，一周后改服接骨丹，每日 3 次。

复诊：9 月 16 日，右腕部肿胀基本消退，X 线透视下见骨折对位对线良好，维持夹板固定。嘱加强患肢功能锻炼。继续口服接骨丹，每日 3 次。2 周后复查。

三诊：9 月 30 日，右腕部肿胀消退，无明显压痛，X 线摄片显示：骨折对位对线良好，已有骨痂形成，骨折临床愈合。又 2 周，除去夹板，戴护腕，继续加强腕部功能锻炼。三个月后嘱其可完全进行腕关节功能活动。

【按语】 克雷氏骨折，又称桡骨远端伸直型骨折，临床上较常见，桡骨远端骨质疏松膨大，由松质骨构成，与桡骨干密质骨交界处为重力上弱点，故易造成骨折。笔者近年来运用手法复位与小夹板局部外固定，治疗本病收到良好效果。《普济方·折伤门》首先记载了伸直型桡骨下端骨折移位特点，采用超腕关节夹板固定。《伤科汇纂》把桡骨下端骨折分为向背侧移位和向掌侧移位两种类型，即伸直型和屈曲型，并采用合理的整复和固定。目前国内外学者一致公认闭合手法整复为最佳治疗，采用手法整复，小夹板固定，合理的功能锻炼，必要的用药，可取得显著疗效。

本病往往涉及腕关节的损伤，临床上常因骨折端的短缩、下尺桡关节脱位而造成腕关节疼痛，创伤性关节炎的发生。笔者认为骨折复位时应有足够的拔伸牵引力甚为重要，使桡骨骨折端的嵌插得到松解，才能使骨折端达到解剖复位。整复后，伤肢维持固定在掌屈、尺偏位置上十分重要，能有效地控制尺桡下关节脱位，还应在整复后尽早进行腕关节功能锻炼，防止掌指关节粘连。

骨折在治疗期间，内服中药，对促进骨折的愈合有良好作用。骨折局部出血形成血肿（瘀血），是损伤后的必然症状，但如果血肿过大（瘀血过多）则会阻碍全身气血的运行而影响骨折愈合。所以，根据祖国传统医学"血不活则瘀不去、瘀不去则新不生，新不生则骨不能续"和"瘀去、新生、骨合"的原理，在治疗过程中始终贯彻活血化瘀的治疗原则。早期以散瘀活血汤（当归尾、骨碎补、土鳖虫、赤芍药、红花、桃仁、泽兰、薏苡仁、苏赤木、川牛膝、炙乳香、炙没药、广陈皮，水煎服）内服，肿胀渐消（骨折中期），可服接骨丹，待骨痂形成或形成缓慢则服壮筋续骨丹等，固本培元，补益肝肾的药物。

（五）手法复位小夹板固定治疗肱骨上 1/3 骨折

李某，男，20 岁，学生。

初诊：1997 年 4 月 17 日。

主诉：右上臂肿痛，不敢活动 5 小时。

病史：5 小时前右上臂被机械直接撞击伤，致上臂肿胀、疼痛，不敢活动。

查体：患者痛苦病容，面色苍白，时发小声呻吟。右上臂肿胀，肱骨上 1/3 异常活动，骨擦音（+）。舌苔薄白，脉象沉弦。

X 线摄片显示：右肱骨上 1/3 横断骨折重叠移位。

临床诊断：右肱骨上 1/3 骨折。

辨证：本病由强大直接暴力所造成，骨折后断端移位明显，软组织挫伤。骨折移位的方向，除受外力和肢体重力的影响外，主要是受肌肉牵拉所致。

治法：患者取坐位，一助手用布带通过腋窝向上，另一助手握持前臂在中立位向下沿上臂纵轴对抗拔伸，术者两拇指抵住骨折远端外侧，其余四指环抱近端内侧，将近端托起向外，使断端微向外成角，继之拇指由外推远端向内而复位。复位后于骨折近断端之前、外侧各置一棉纱平垫，远段断端后、内侧亦置一棉纱平垫，用肱骨干超肩夹板固定。固定后肘关节屈曲 90°，以木托板将前臂置于中立位，患肢悬吊在胸前。术后嘱其进行腕部及手指肌肉功能锻炼。口服散瘀活血汤，每日 3 次，一周后改服接骨丹，每日 3 次。

复诊：4月30日，经2周治疗，右上肢肿胀基本消退，X线透视下见骨折对位对线良好，嘱其继续加强腕、手及肘部功能锻炼，继续口服接骨丹，每日3次。

三诊：5月14日，无按痛。X线摄片提示：骨折部已形成骨痂，嘱继服接骨丹，加强功能锻炼。

四诊：骨折局部无压痛，无纵向叩击痛和异常活动，肢体无短缩、无成角。嘱加强功能练习。继服接骨丹一个月，以巩固疗效。

【按语】肱骨上1/3骨折，临床上较常见，由于其损伤机制和骨折部肌肉的牵拉而造成典型移位，给手法复位和固定带来一定困难。作者近年来运用手法复位小夹板及棉纱垫局部外固定，治疗本病收到良好的效果。

作者体会，过去我们单纯来用手法复位给患者带来一定痛苦，软组织损伤面大，骨折端出血多，均不利于骨折的愈合。仅有侧移畸形者，及时用端提、挤按手法；如旋转或背向移位者，则用回旋手法使之矫正。复位后仍有轻度侧方移位或成角者，于外面加用棉纱垫二点或三点加压，再以小夹板做局部外固定；若固定力弱，近段断端复位不够满意时，可于骨折近段断端前、外加夹板迫其持续复位，使各方移位均获得矫正。

准确无损伤地复位和合理地外固定为骨折愈合创造了有利条件。但骨折能否迅速愈合，关键在于功能锻炼，只有及时合理地进行功能锻炼，才能增强骨代谢，提高组织修复能力，促进骨折的迅速愈合和功能恢复。因此，在骨折复位固定后，即应早期积极进行合理地功能锻炼。

骨折在治疗期间，内服中药，对促进骨折的愈合有良好作用。我们主张，早期活血化瘀，中期接骨续筋，晚期固本培元，补益肝肾。

（六）手法复位与牵引复位相结合治疗胫腓骨骨折

张某，男，25岁，职员。

初诊：1981年4月17日。

主诉：左小腿肿痛，不敢活动2小时。

病史：2小时前左小腿被汽车撞伤，致肿胀、疼痛，不敢活动，故来本院诊治。

查体：患者痛苦病容，左小腿肿胀，上1/3异常活动，骨擦音（+），摄X线片显示：左胫腓骨上1/3斜形骨折重叠移位（照片）。舌苔薄白，脉沉弦紧。

临床诊断：左胫腓骨骨折。

辨证：本病由强大直接暴力撞击造成，伤折肢体移位明显，其肿痛系因软组织损伤较重，局部瘀血凝滞所致。

治法：患者左小腿行跟骨牵引，重量为 10 kg，24 小时后，经 X 线透视下见骨折重叠移位已牵出，仅有侧方移位。遂即采用端提、挤按手法整复，X 线透视下见复位满意，并于骨折近段断端之前、外侧各置一棉纱平垫，远段断端后、内侧亦置一棉纱平垫，以胫腓骨干夹板固定，于夹板外面近段断端的前、外方放一小型沙袋，左下肢置于托马氏架上，外展约 30°，牵引重量用 4 kg 维持。术后嘱其进行踝关节背伸跖屈活动。口服散瘀活血汤，每日 3 次，一周后改服接骨丹，每日 3 次。

复诊：4 月 30 日，经二周治疗，左小腿肿胀基本消退，X 线透视下见骨折对位对线良好，牵引重量改为 3 kg 维持。嘱继续加强肌肉收缩锻炼。口服接骨丹，每日 3 次。

三周后伤肢无肿，无按痛。X 线显示：骨折部已有大量骨痂形成。治疗 24 日去掉牵引，患者出院嘱床上进行功能锻炼。嘱服壮筋续骨丹，每日 3 次。四周后随诊骨折局部无压痛、无纵向叩击痛和异常活动，肢体无短缩、无成角，髋、膝关节可屈曲 90°，嘱患者离床扶拐行走，加强功能练习。32 天后骨折临床愈合。嘱继服壮筋续骨丹一个月，以巩固疗效。

【按语】胫腓骨上 1/3 骨折，临床上较常见，由于其损伤机制和骨折部肌肉的牵拉而造成典型移位，给手法复位和固定带来一定困难。近年来运用手法复位与牵引复位相结合、小夹板及棉纱垫等局部外固定，治疗本病收到良好的效果。

过去我们单纯采用手法复位给患者带来一定痛苦，软组织损伤面大，骨折端出血多，均不利骨折的愈合。而患者的体位与牵引方向也很重要，患者最好采用半卧位，外展 30°，这样的体位易于矫正近段断端之向前、向外移位。再根据 X 线摄片所见，若骨折仍有移位或成角者，则应随时调整牵引方向及着力点，直至取得正确的复位。

准确无损伤地复位和合理地外固定为骨折愈合创造了有利条件。但骨折能否迅速愈合，关键在于功能锻炼，只有及时合理地进行功能锻炼，才能增强骨代谢，提高组织修复能力，促进骨折的迅速愈合和功能恢复。因此，在骨折复位固定后，即应早期积极地进行合理的功能锻炼。牵引后就开始做股四头肌收缩及踝关节背伸跖屈活动，第二周即应端坐床上用健足蹬床，并用双手撑床练习抬臀，使身体离开床面，头向后仰，胸、腹、患肢成一水平线，反复进行锻炼，直至去掉牵引。

　　骨折在治疗期间，坚持早期活血化瘀，中期接骨续筋，晚期固本培元、补益肝肾的三期分治原则。后期常因卧床较久、较多有脘腹不适、纳呆、睡眠欠佳者，可服归脾汤酌加神曲、砂仁以养心健脾和胃，益气补血安神。

第三章　刘柏龄学术思想传承

国内外大批骨伤医师向刘老学习，刘老谦和儒雅，循循善诱，培养了大批的中医骨伤弟子，其弟子遍布美国、澳大利亚、马来西亚、新加坡以及国内香港、台湾及其他省份，其中大多数弟子已经成为国内知名的专家学者。

刘老学术思想传承模式多样，有读刘老研究生步入师门，有全国拜师高徒形式步入师门，有国内外学术交流后仰慕刘老从而拜入门下，还有秉承刘老族系传承的门下弟子。我们归结其传承模式为：师承传承、学习传承、族系传承、交流传承等。

第一节　师承传承

刘老为国家 500 名名老中医之一，全国第一、二、三、四、五批继承老中医药专家学术经验指导老师，同时也是吉林省第一批"真中医工程"指导老师。在国家及省级师承传承中，刘老培养了大批的弟子。第一批师承弟子：赵文海，第二批师承弟子：李治罡、谭振刚，第三批师承弟子：李成刚，第四批师承弟子：李绍军、黄丹奇，第五批师承弟子：刘钟华、刘鹏。吉林省第一批师承弟子：李振华。

一、赵 文 海

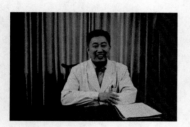

赵文海教授，男，1951 年 4 月 17 日出生，汉族，吉林省双辽人。主任医师、教授、博士生导师，国务院政府特殊津贴获得者，吉林省高级专家，吉林省拔尖创新人才（第二层次）、吉林省政府授予有突出贡献中青年专家；吉林省名中医，长春市有突出贡献专家。

赵文海教授为刘老国家中医药管理局第一批师承弟子，现任长春中医药大学附属医院（吉林省中医院）骨伤科教研室主任，骨科主任，重点学科带头人。国家精品课程《中医骨伤科学》学科带头人、负责人；国家中医药管理局重点学科、重点专科，吉林省重点学科学术、学科带头人；中华中医骨伤科学会副会长，世界中医联合会骨伤科分会副会长，吉林省中医骨伤科学会主任委员，吉林省中西医结合骨科学会主任委员。国家药品审评委员会委员，国家科技奖、国家自然科学基金评审专家，国家中医管理局审评专家，中华中医药学会、中国中西医结合学会审评专家，全国高等院校教育学会骨伤学会副会长，全国中西医结合骨科学会理事，

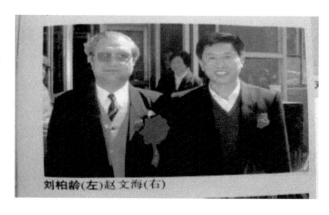

刘柏龄（左）赵文海（右）

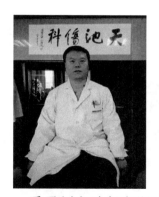

全国中西医结合股骨头坏死学会理事；吉林省药品审评专家，国家级杂志《中国中医骨伤科杂志》副主编，《中国骨伤》《中医正骨》编委。为国家著名骨伤科专家。

二、李 成 刚

李成刚副教授，男，1963 年出生，长春中医药大学附属医院副教授，刘老国家第三批次师承弟子。

秉承刘老治肾亦即治骨辨证体系，擅长骨伤科骨折手法整复及骨关节退行性疾病的中医药辨证治疗，同时开展微创手段治疗颈腰椎退行性疾病。

三、黄 丹 奇

黄丹奇，生于 1964 年 5 月，主任医师，第四批全国老中医药专家学术经验继承人（刘柏龄教授）中医临床（中医师承）博士学位，骨伤科硕士研究生导师。

1990 年毕业于吉林医学院医学系，大学本科学历，毕业至今在长春中医药大学附属医院骨伤科工作，为中国民主促进会会员，吉林省疼痛学会委员。

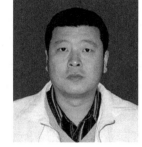

在国家级杂志上发表论文 20 余篇，参与编写著作

10 部，以主持省级科研 3 项，获国家级专利 8 项。

任职以来先后到北京大学医学部运动医学研究所、北京大学医学部北京人民医院关节病治疗中心、中法联合深圳南山人民医院疼痛治疗中心研修学习。

四、李绍军

李绍军副教授，男，45 岁。博士学位，副教授、副主任医师。国医大师刘柏龄终身教授国家第四批次传承人。

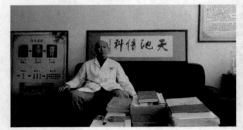

从事临床工作 20 年来，擅长对骨科常见病及多发病的诊断及治疗，对骨科疑难病症也有一定的诊疗水平。尤其善于运用原始点手法及特色治疗治疗各种骨科软组织伤痛。

五、李振华

李振华教授，1972 年出生，现为长春中医药大学附属医院骨伤科教授、主任医师，博士学位，中国中医科学院博士后，硕士研究生导师。

世界中医药学会联合会骨关节疾病专业委员会常务理事、中国中西医结合学会微创专委会关节疾病学组常务理事、中国中西医结合学会实验医学专业委员会委员、中华中医药学会中青年科技创新专家委员会委员、吉林省中医药学会骨伤专业委员会常务委员兼秘书长、《世界中西医结合》杂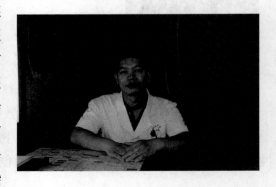志编委、吉林省中医药学会首届青年中医发展委员会委员、吉林省医学会第一届骨质疏松和骨矿盐疾病专科分会委员。

李振华师从国医大师刘柏龄教授，为刘老吉林省"真中医人才培养工程"首批弟子，系统学习刘老"肾主骨"理论及特色诊疗手法，2008 年博士研究生毕业于吉林大学骨外科，吉林大学学习阶段，系统进行了现代医学知识体系培养，同时接受了现代医学手术技能的培训，对骨科常见疾病的中西医诊疗进行了有效的融合，2009 年参加北京大学第三医院颈椎外科培训班，系统的进行了颈椎外科的学习，2011 年赴台湾脊椎中心师从国际著名脊柱矫形专家张国华教授学习脊柱畸形相关理论和技能。2011 年进入中国中医科学院博士后流动站，博士后期间学习中医特色诊疗技术及相关基础研究方法。

　　擅长骨科常见疾病中西医结合治疗，对脊柱退行性疾病的治疗有深入的认识，开展特色手法、中医微创治疗手段治疗脊柱及关节退行性疾病，系统钻研刘老的辨证理念，秉承刘老"肾主骨"理论指导临床，对颈椎病、腰椎间盘突出症、骨性关节炎、膝关节滑膜炎等均采用中医药辨证用药，取得了良好的治疗效果。

六、刘　钟　华

　　刘钟华副教授，副主任医师，医学硕士，吉林省中医药学会第二届风湿病专业委员会委员，吉林省中西医结合青年委员会常务委员，吉林省中西医结合学会经方临床应用专业委员会副主任委员，世界中医药学会联合会骨关节疾病专业委员会第一届理事会理事。为刘老国家中医药管理局第五批师承弟子。

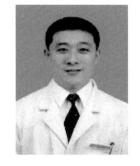

　　2004 年医学硕士毕业后在长春中医药大学附属医院从事中医骨伤科临床、科研及教学工作十余年。擅治骨科脊柱和创伤常见疾病，尤其擅长运用内服中药、外用手法治疗脊柱退行性疾病，取得满意的疗效；对骨科常见疾病辨证准确，尤其对闭合骨折、脱位，擅长运用手法整复，夹板、石膏外固定，疗效确切。能独立完成各种骨科创伤手术，目前正在探索和开展脊柱畸形手术治疗。发表了国家级医学学术论文 10 篇，主持并参加多项省部级科研课题。

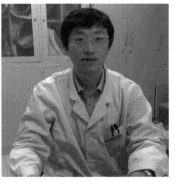

七、罗　宗　健

　　罗宗健，男，39 岁，副主任医师，医学博士，刘柏龄教授第一批博士后，现任中华中西医结合学会微创专业委员会关节病学组委员，吉林省中西医结合学会关节专业委员会主任秘书，吉林省中医药学会骨伤专业委员会副秘书长

八、刘　　鹏

　　刘鹏，副主任医师，从事临床工作 20 余年，擅长运用推拿治疗眩晕、失眠、肥胖症、高脂血症、2 型糖尿病、痛经、更年期综合征、慢性疲劳综合征

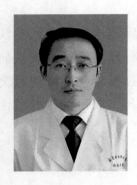

等内妇科及软组织损伤疾病。发表学术论文 10 余篇，主编及参编医学教材和著作 10 余部，主持及参研省部级厅局级科研项目 20 余项，获吉林省科学技术进步二等奖 1 项、三等奖 5 项，获吉林省科学技术成果 5 项。

第二节　学习传承

一、冷 向 阳

冷向阳教授，男，1966 年 5 月出生，医学博士，教授、主任医师，博士研究生导师，现任长春中医药大学副校长兼附属医院院长。

吉林省政协委员、吉林省及长春市医学会医疗事故鉴定专家库专家、吉林省及长春市伤残鉴定专家库专家、吉林省卫生厅医学职称评委、国家科技部奖励评审专家、国家自然科学基金委员会评议专家、国家食品药品监督管理总局药审专家、国家 "863" 计划项目评审专家。兼任世界中

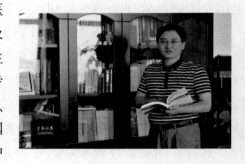

医药学会联合会中药上市后再评价专业委员会副会长、世界中医药学会联合会伦理审查委员会第一届理事会理事、美中医学技术交流协会常务理事、中华中医药学会骨伤分会常务委员、中华中西医结合学会实验医学专业委员会常务委员、中华中医药学会医院管理分会常委、中国中西医结合学会骨科微创专业委员会常务委员、中国康复医学会脊柱脊髓专业委员会委员、中华医学会创伤学分会第六届委员会青年委员会委员、中华中医药学会中青年科技创新委员会委员、中国医师协会中西医结合医师分会骨伤科专家委员会常委、中华中医药学会科普分会委员、吉林省医学会创伤分会副主任委员、吉林省中医药学会第七届理事会副会长、吉林省中医药学会第七届骨伤专委会副主任委员、吉林省中西医结合学会脊柱损伤专业委员会主任委员等社会职务。还是吉林省劳动能力鉴定委员会劳动能力鉴定专家、长春市医学会运动医学专科委员会委员、吉林省医学会医疗事故鉴定专家库专家、吉林省伤残鉴定委员会专家库专家、长春市医学会医疗事故鉴定专家库专家等。

擅长骨科的常见病、多发病的保守及手术治疗，对骨科疑难病症有独特的诊疗方法和经验。在骨坏死、骨质疏松症、腰椎间盘突出症、颈椎病等疾病的基础及临床研究方面处于国内先进水平，尤其在脊柱界面固定新技术的应用和脊柱外科微创手术方面具有较高水平。曾先后被吉林省人民政府评为第三批吉林省高级专家、第九批有突出贡献的中青年专业技术人才；还获得"新世纪科学技术优秀人才"；"全国百名杰出青年中医"、"长春市名中医"荣誉称号，及吉林省第七届青年科技创新奖、长春市青年科技创新奖等荣誉，享受长春市劳模待遇。2013年荣获吉林省高校首批"学科领军教授"殊荣。2014年被评为"长白山技能名师"称号。

二、李　新　建

李新建教授，男，长春中医药大学第一附属医院骨科主任，教授，硕士生导师。

全国高等中医院校骨伤教育研究会常务副秘书长、中华骨伤医学会常务理事、吉林省中医药学会骨伤专业委员会常务委员。

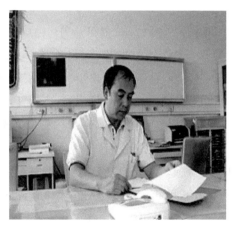

师从刘老，集众家所长，将传统骨科独特疗法同现代医学先进技术相结合，熟练掌握骨科创伤类疾病的诊断治疗，如各类骨折、脱臼、筋伤等疾病的整复固定、理筋按摩手法、手术治疗等。特别是对骨科一些疑难病症有独到之处，如缺血性骨坏死、风湿类疾病、骨感染，骨折延迟愈合、不愈合等，经中医的辨证施治，临床治疗效果优良。

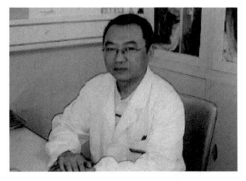

三、闻　　辉

闻辉教授，长春中医药大学第一附属医院骨科副主任，教授，硕士生导师。

中国人才研究会骨伤人才分会吉林省骨伤人才学会专业委员，中华中医药学会骨伤分会第四届委员会委员，吉林省中医药分会骨伤科专业委员会委员。现任长春中医药大学第一临床学院骨二科副主任,长春中医药大学骨伤科教研室秘书。已结题鉴定科研成果 3 项,其中,获得中华中医药学会科学技术进步奖二等奖 1 项,吉林省中医药科技进步三等奖 2 项。具备较强的骨伤科研能力,目前主要从事骨质疏松症的效应和机制研究,主持省、部级及厅局级科研课题 4 项,出版全国高校骨伤教材副主编等学术专著 4 部,在国内外发表论文 20 余篇。主讲《中医伤科学》、《中医骨病学》等本科生课程。 临床擅长治疗颈、腰椎疾病,骨性关节炎,骨质疏松症等骨伤科疾病,有独特的治疗方法。

第三节 族系传承

刘 茜

刘茜,1977 年 3 月出生,1993 ~ 1997 年在长春中医药大学(原长春中医学院)学习,大专毕业,1998 年毕业留院,一直跟随祖父刘柏龄教授在骨伤科临床工作及学习,2004 年取得国家临床职业医师资格证。

2005 年成为刘柏龄学术经验工作室成员。2000 年参加壮骨伸筋胶囊的研究,并获得吉林省科技进步二等奖,2003 年获中华中医药学会科学技术三等奖,2002 年参编《中国骨伤治疗彩色图谱》,该书获第十一届全国优秀科技图书三等奖(国家出版署)。2003 年参加编写《刘柏龄治疗脊柱病经验撷要》,2005 年参加编写《图解骨折治疗手法》,2008 年整理刘柏龄医论、医案等学术经验,命名为《天池骨伤科刘柏龄》(约 18 万字,并附有插图)。2011 年撰写《中华中医昆仑·刘柏龄》。2014 年参编《国医大师刘柏龄治脊经验》。

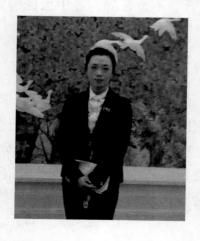
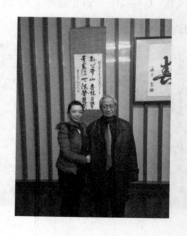

现在一直工作在刘柏龄传承工作室，不断整理刘老的学术思想，病例病案等。

第四节 交流传承

一、马 勇

马勇教授，男，1963 年出生，医学博士，博士研究生导师，南京中医药大学教授，中华中医药学会骨伤分会委员，中国医师协会中西医结合医师分会骨伤科专家委员会常务委员，国家中医药管理局中医师资格认证中心命审题专家，国家科技奖励评审专家，北京市及浙江省自然科学基金同行评议专家，石筱山伤科学术研究中心副主任，世界中联中医手法专业委员会常务理事，江苏省中医学会骨伤科分会常务委员兼秘书长，江苏省道路交通社会救助基金复议评审专家。

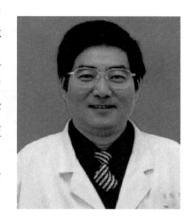

马勇教授为天池伤科流派传承工作室无锡市中医院工作站负责人，为刘老的交流传承弟子。

二、弓 国 华

弓国华，男，1972 年 4 月出生，民革党员，大学本科学历，副主任医师，毕业于长春中医学院针推专业，现任通化市骨伤医院院长，从事医院管理和脊柱相关疾病临床工作。

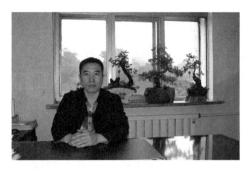

是通化市优秀政协委员，东昌区十大杰出青年和十大名医，吉林省基层百名优秀中医，吉林省骨伤学会常委，吉林省中西医结合学会推拿委员会副主委，吉林省中医药学会常务理事，吉林省运动医学会常务理事。

拥有实用新型专利两项，撰写有和骨伤病相关的论文 12 篇，临床擅长微整骨技术和中医微创技术的应用，对股骨头坏死及膝骨关节炎的诊治有独到见解和满意疗效。

多年来秉承刘老学术思想以"肾主骨"理论指导临床。建设有中医特色的天池伤科二级工作站。临床广泛应用"三搬一牵一针法"治疗急性腰扭伤、对慢性腰劳损运用的"理筋八法"、对肩关节肩周围炎用的"旋转牵拉松解法"、腰椎间盘突出症采用"两步十法"等技术，使近年来骨伤科优势技术得到迅猛发展。同时大力发展和推广院内制剂，采用刘老的熏洗二号、壮骨伸筋胶囊、颈痛胶丸、红花粉等具有活血化瘀、消肿止痛、舒筋壮骨等作用的特色制剂经大量临床实践，成为整骨医疗中的不可缺少的一部分。

三、苏 继 承

海城工作站，苏继承。现担任中国中西医结合学会骨科微创专业委员会副

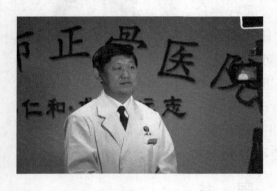

主任委员，鞍山市医学会民营医院管理分会主任委员，辽宁省手法治疗研究会副会长。

曾被鞍山市委、市政府命名为鞍山市特等劳动模范、鞍山市知名医生，授予辽宁省劳动模范称号、全国"五一"劳动奖章获得者，1995年担任国家中医药管理局"全国中医老年骨折病重点专病"建设项目负责人。2006年，"神经刺激器阻滞麻醉在老年股骨颈骨折中的应用"、获鞍山市科技进步一等奖，2007年承担省科技厅课题"苏氏正骨与外固定结合治疗股骨干骨折临床研究"、鞍山市科技局课题"优化组合法治疗股骨颈骨折"。主编或参编《苏氏正骨》、《骨伤难症百例》、《苏氏推拿与临床》和《实用骨伤科系列丛书康复技术分册》《现代骨伤流派名家苏氏正骨苏玉新》等学术专著，发表学术论文20余篇，6项改良骨伤科外固定器械获国家发明或实用新型专利。

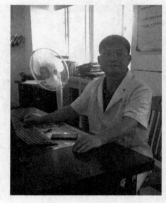

四、熊 时 喜

熊时喜，本科学历，现任三亚市中医院骨科副主任医师，骨一科主任，大骨科副主任，国家重点专科小组副组长。受聘骨科副主行医师后，先后发

表专业论文 6 篇。其中中文核心 2 篇，科技核心 4 篇。参与 3 项科研课题，其中作为课题组负责人主持三亚市科技局科研项目《术后改良中药塌渍治疗跟骨关节内骨折》。

附录一 常用药物

中药是治病的重要武器，历代医家经过长期的医疗实践，积累了丰富的用药经验，值得我们继承发扬。现结合笔者临床经验介绍 25 味对治疗骨伤骨病有较好疗效的常用中药。大体分为 5 类。①解表类：麻黄、桂枝、羌活、葛根。②祛风湿类：独活、桑枝、五加皮、威灵仙、豨莶草、伸筋草、桑寄生。③活血祛瘀类：鸡血藤、牛膝、土鳖虫、泽兰、自然铜。④平肝息风类：天麻、牡蛎、蜈蚣。⑤补益类：熟地、狗脊、续断、杜仲、骨碎补、山茱萸。下面分别介绍这些药物的性味归经、功效、临床配伍应用及现代药理研究，重点介绍其在治疗骨伤骨病方面的应用价值。

第一节 解 表 类

一、麻 黄

【处方用名】麻黄、净麻黄、炙麻黄、麻黄绒。

【性味归经】辛、微苦、温，归肺、膀胱经。

【药物功效】发汗解表，止咳平喘，利水消肿。

【临床应用】本品善散肺与膀胱经风寒。脊柱疾病用麻黄，取其轻扬之性，能使肌肉间郁积之邪透达皮外。常作为佐使药用于治疗脊柱退行性变、颈腰部急性扭挫伤瘀肿疼痛等的方剂之中。常用量为 5～10g。

（1）用于腰椎管狭窄症，配鸡血藤、骨碎补、杜仲、鹿角霜、地龙、狗脊、赤芍、苏木、独活、乳香、没药、天麻等。即通督壮腰汤（刘氏经验方）。

（2）用于肥大性脊柱炎，配熟地黄、淫羊藿、肉苁蓉、杜仲、骨碎补、鹿衔草、鸡血藤等。

（3）用于瘀血阻滞之腰腿痛，配儿茶、血竭、没药、乳香、穿山甲、土鳖虫、红花、地龙。

（4）用于膝关节滑膜炎，配黄柏、苍术、薏苡仁、赤芍、鸡血藤、威灵仙、虎杖、牛膝。

（5）用于腰部损伤中后期，配杜仲、狗脊、肉桂、熟地、白芍、菟丝子、牛膝、泽兰、续断、丝瓜络等。

（6）用于类风湿关节炎，遇寒加剧者，配五加皮、炙川乌、桂枝、防风、青风藤、鸡血藤、细辛等。

【现代研究】麻黄碱不能诱发出汗，但当人处于高温的环境时能增加其发汗量，其作用可能是中枢性的；麻黄碱有松弛支气管平滑肌，解除支气管痉挛而平喘的作用；D-伪麻黄碱有明显的利尿作用；麻黄水提取物及乙醇提取物能抑制过敏介质的释放，但无抗组胺的作用；麻黄碱对骨骼肌有抗疲劳作用，且可用于重症肌无力的治疗；麻黄碱能兴奋大脑皮质和皮质下中枢，引起精神兴奋、失眠等症状；麻黄挥发油乳剂有解热作用，对流感病毒亦有明显的抑制作用。

二、桂　　枝

【处方用名】桂枝、嫩桂枝、桂枝尖。

【性味归经】辛、甘、温，归心、肺、膀胱经。

【药物功效】发汗解肌，温经通脉，助阳化气，平降冲逆。

【临床应用】本品主入心、肺、膀胱经，兼走脾、肝、肾经。桂枝辛散，温通经脉，活血散寒，横通肢节，上可用治胸阳不振，心脉痹阻，胸痹绞痛；中可用治脾胃虚寒；下可用治妇女血寒经闭及癥瘕腹痛。长于温经通络而止痛。常用量为3～10g。外感热病、阴虚火旺、血热妄行的出血证均当忌用。

（1）用于风寒湿痹、肩背肢节酸痛，配附子、姜黄、羌活、桑枝等。

（2）用于颈部扭伤而兼风寒侵袭者，配麻黄、白芍、葛根、甘草、生姜、大枣，水煎服，并用药渣湿热敷颈部。

（3）用于腰膝酸痛、肢体无力，配杜仲、牛膝、木瓜、鱼鳔，先将鱼鳔土炒成珠后，与诸药共研为末服。

（4）用于坐骨神经痛，配豨莶草、牛膝、地龙、赤芍等。

【现代研究】桂皮油能使血管扩张，调整血液循环，使血液流向体表，有利于散热和发汗，故有解热作用。桂枝水煎剂有抗菌、抗病毒作用。桂枝醛有镇静作用，可增强环巴比妥钠的催眠作用，有镇痛及利尿作用。另外，桂枝还有抗过敏和健胃作用。

三、羌　　活

【处方用名】羌活、川羌活、西羌活。

【性味归经】辛、苦、温，归膀胱、肾经。

【药物功效】解表散寒，祛风胜湿，通利关节，蠲痹止痛。

【临床应用】本品辛温，上升发表，气雄而散，主散太阳经肌表游风及寒湿之邪。对外感风寒湿邪引起的项背强痛，关节疼痛诸症，皆可应用。而尤适用于上半身肌肉关节风湿痛或腰背部肌肉自觉畏冷挛缩者。与桂枝相比，本品长于散头颈脊背风寒，桂枝善于散四肢风寒。常用量为3～10g。

（1）用于肩背痹痛，配天仙藤、姜黄、桂枝。

（2）用于全身肢节疼痛、二便不利，配当归、独活、防己、车前子、大黄、枳实等。

（3）用于筋骨损伤、发热体痛，配独活、当归、川芎、防风、续断、丹皮、桃仁、生地、乳香、黄芩、柴胡。

（4）用于历节风痛、关节痹痛，配独活、松节、秦艽，各等份，酒煎。

【现代研究】羌活有抑制结核杆菌及真菌的作用，又有解热、发汗及镇痛作用。

四、葛　　根

【处方用名】葛根、粉葛根、干葛根、煨葛根。

【性味归经】甘、辛、凉，归脾、胃经。

【药物功效】解肌退热，透发麻疹，生津止渴，升阳止泻。

【临床应用】葛根在脊柱疾病的治疗中应用较多，各型颈椎病均可在辨证的基础上加入本品。近年来，以葛根为主治疗颈椎病的报道逐渐增多。葛根能发表解肌，升阳生津，祛风邪，尤对改善颈椎病之头晕头痛、项背强痛、耳鸣、肢麻疗效为佳。葛根单用或用提炼葛根酮制成片剂（愈风宁心片）可以改善脑血液循环，扩张冠状动脉，用治高血压、颈项强痛、心绞痛及突发性耳聋有较好的疗效。常用量为10～15g，可用至30g。

【现代研究】葛根含大豆黄酮，有解痉作用，能对抗组胺及乙酰胆碱的作用。葛根有解热和轻微降血糖作用，能降血压并能增加心脑及冠状血管流量。

第二节 祛风湿类

一、独 活

【处方用名】独活、川独活。

【性味归经】辛、苦、温,归肝、肾、膀胱经。

【药物功效】祛风除湿,舒筋活络,散寒止痛。

【临床应用】本品辛散苦燥温通,主入肾经,善祛风湿止痛,为治疗风寒湿痹的要药。凡风寒湿邪痹着肌肉关节者,无问新久,均可应用。对下半身风湿、腰腿疼痛、两足痿痹、不能行走者尤为适宜。本品与羌活均有祛风湿作用,但羌活善攻,透肌表之游风及上半身风寒湿邪,能通达全身;独活善行,主散在里之伏风及下半身风湿之邪,还有通经活络、强筋骨、疗痹痛之效。常用量为 10～15g。

(1)用于腰脊损伤后期,肝肾虚损之风寒湿痹,腰膝冷痛无力等,如独活寄生汤。

(2)用于坐骨神经痛、肩周炎、风湿性关节炎,配羌活、全蝎、蜈蚣、三七、麻黄、白芍、威灵仙、红花、甘草等。

(3)用于腰椎管狭窄症属于风寒湿邪痹阻经络出现腰膝酸痛、下肢麻木,配桑寄生、秦艽、豨莶草、防风、防己、木瓜、杜仲、牛膝等。

【现代研究】独活具有抗关节炎、镇痛、镇静及催眠作用;能直接扩张血管、降低血压;同时有兴奋呼吸中枢的作用;对兔回肠及大鼠子宫均有解痉作用。

二、桑 枝

【处方用名】桑枝、嫩桑枝、炒桑枝。

【性味归经】苦、平,归肝经。

【药物功效】祛风通络,行水消肿。

【临床应用】本品通达四肢,祛风湿、通经络、利关节、舒拘挛、镇疼痛,不论风寒或湿热痹证均可应用。尤以肩臂关节拘挛疼痛用之为佳。《本草纲目》:"利关节,除风寒湿痹诸痛。"常用量为 15～30g,大量可用至 60g。

（1）用于腰部损伤初期，积瘀肿痛；或兼小便不利者，配赤芍、当归、续断、木通、秦艽、元胡、枳壳、厚朴、木香。

（2）用于风湿性关节炎红肿热痛者，如桑络汤。

（3）用于上肢痹痛，配姜黄、当归、川芎。

（4）用于关节痹痛，屈伸不利，四肢拘挛，遇寒加剧，配威灵仙、秦艽、海风藤、桂枝等。

（5）用于颈椎病之肩背上肢麻木疼痛，配葛根、桃仁、红花、姜黄、白芥子、威灵仙、没药、陈皮、木瓜、白芍、甘草。

【现代研究】桑枝能提高淋巴细胞转化率；用桑柳汤（桑枝、柳枝、老鹳草、五加皮、当归、没药、木瓜、红花、防风）治疗慢性布氏杆菌病，获一定疗效；用特制养毛浸出液，对兔及绵羊有显著的养毛效果。

三、五 加 皮

【处方用名】五加皮、南五加、北五加、香五加。

【性味归经】辛、苦、温，归肝、肾经。

【药物功效】祛风湿，强筋骨，通经络，逐痹痿，利水道。

【临床应用】本品辛、苦、温，并有芳香之气，在外散风湿之邪，在里温升肝肾之阳，为强壮性祛风湿要药。与通经药同用，则祛风除湿作用强；与强壮药同用，则强壮筋骨。故民间有"浑身软如泥，离不了五加皮"之说。常用量为 5～10g。

（1）用于肝肾不足，腰膝酸软，筋骨无力者，配杜仲、牛膝、川断、菟丝子、桑寄生等；也可单用五加皮浸酒服。

（2）用于骨折愈合不良，配骨碎补、自然铜、续断等。

（3）用于风湿关节疼痛，配秦艽、豨莶草、苍术、老鹳草，泡酒服。

（4）用于腰椎间盘突出症术后腰膝酸软无力，配丹参、防己、杜仲、续断、牛膝、何首乌等。

【现代研究】无梗五加皮有抗关节炎作用；对肠管及子宫均有兴奋作用。刺五加有"适应原"样作用，能增强机体对有害刺激因素的抵抗能力。对于高血糖，有降血糖作用；而在胰岛性低血糖时，又能升高血糖。有抗疲劳作用，能增强机体的抗病能力；对放射性损伤有保护作用；有明显抗紧张作用。香五加有强心、镇静和利尿作用。过量能中毒。对肿瘤有抑制作用。

四、威 灵 仙

【处方用名】威灵仙、葳灵仙、灵仙。

【性味归经】辛、咸、温，归膀胱经。

【药物功效】祛风湿，通经络，止痹痛。

【临床应用】本品味辛行散，性温通利，主入膀胱经，宣通十二经脉，有较强的祛风湿、通经络、止痹痛的作用，为治风湿痹痛的要药。既可祛在表之风，又可化在里之湿，通达经络，治全身痹痛。常用量为 5~10g。治骨鲠可用至 30g。本品能损真气，气弱者不宜服。忌茶、面汤。

（1）治风湿腰痛，配当归、桂心，为神效丸。

（2）用于肥大性脊柱炎和腰部劳损，威灵仙注射液于华伦夹脊穴注射，一般每次取穴 2~4 个，每穴注射 1ml，日 1 次。

（3）用于腰部损伤中后期之腰部酸痛等症，配川断、杜仲、当归、熟地、牛膝、白芍、桑寄生、炙甘草。水煎服，药渣热敷腰部。

（4）用于关节疼痛，日久变形，或腰腿疼痛沉重者，取威灵仙 60g，酒浸 3~7 日，晒干研细末，炼蜜为丸（9g），1 次 1 丸，日 2 次。

（5）用于跟骨骨刺之足跟痛，单味威灵仙用醋煎，熏洗患足。

（6）用于跌打损伤疼痛及风寒腰背疼痛，配大茴香、桂心、当归，名神应丸。

【现代研究】威灵仙有镇痛作用；有溶解尿酸、抗利尿作用；并有抗组胺作用；醋浸液对鱼骨刺似有一定的软化作用，并使局部肌肉松弛，促使骨刺脱落；煎剂能抑制革兰菌和真菌。

五、豨 莶 草

【处方用名】豨莶草。

【性味归经】辛、苦、微寒，归肝、肾经。

【药物功效】祛风湿，通经络，清热解毒。

【临床应用】本品生用，善化湿热，用于祛风湿、平肝阳较宜。酒蒸后性变甘温，用于风湿痹痛兼有腰膝酸软者较好。刘老常于治疗脊柱疾病的方剂中加入本品。现代应用治疗高血压、尿酸性痛风及坐骨神经痛。常用量为 10~15g。本品为燥散之品，无风湿者不宜服。

（1）用于四肢麻木、疼痛，配熟地、炙川乌、羌活、防风，名为豨莶丸。

（2）用于腰椎管狭窄症，如通督壮腰汤（见"麻黄"条）。

（3）用于湿热痹证，配臭梧桐、桑枝、忍冬藤、地龙、防己等。

（4）用于风湿痹痛损及肝肾者，配桑寄生、牛膝、杜仲、菟丝子、熟地、木瓜、当归。

【现代研究】 豨莶草有抗关节炎、降低血压及扩张血管、抗菌及抗疟作用。

六、伸 筋 草

【处方用名】伸筋草。

【性味归经】辛、苦、温，归肝、肾经。

【药物功效】祛风胜湿，通利关节，舒筋通络，健骨止痛。

【临床应用】本品常用于骨关节损伤后关节肿痛、屈伸不利及风寒湿痹之腰膝冷痛等症。常用量为 9～12g，熏洗方中多用至 30g。孕妇及出血过多者忌用。

（1）用于风寒湿痹之腰腿疼痛，配桂枝、牛膝、秦艽、细辛、当归、杜仲、防风、蜈蚣。

（2）用于损伤性关节僵硬、屈伸不利，配千年健、五加皮、炙川乌、炙草乌、红花、白芥子、威灵仙等。

（3）用于腰椎骨质增生及强直性脊柱炎等症，配透骨草、炙川乌、忍冬藤、青风藤、红花、威灵仙、防风、乳香、没药，水煎熏洗并热熨。

【现代研究】 对小肠与子宫有兴奋作用；有利尿、增进尿酸排泄的作用；还能解除小儿之痉挛性尿潴留及便秘等。

七、桑 寄 生

【处方用名】桑寄生。

【性味归经】苦、甘、平，归肝、肾经。

【药物功效】祛风湿，补肝肾，强筋骨，养血安胎。

【临床应用】本品质润，能降血中风湿，为祛风益血之品，兼能润筋通络。尤长于补肝肾、强筋骨，为治疗肝肾不足、腰膝酸痛的要药。常用量为 10～20g。

（1）用于经常性腰痛，动则加重者，本品 60g、红糖 30g，水煎服。

（2）用于腰膝关节疼痛、屈伸不利之痹证，配续断、独活、牛膝、木瓜、五加皮、伸筋草。

（3）用于肥大性脊柱炎之腰背酸痛，常在辨证的基础上加入本品。

（4）现代临床治疗高血压、血管硬化、四肢麻木，配夏枯草、生白芍、地龙、决明子。

【现代研究】 桑寄生有降低血压及扩冠作用；有利尿作用；本品10%煎剂或浸剂在体外对脊髓灰质炎病毒和其他肠道病毒有明显抑制作用（直接灭活）。

第三节　活血祛瘀类

一、鸡血藤

【处方用名】 鸡血藤。

【性味归经】 苦、微甘、温，归肝、肾经。

【药物功效】 活血补血，舒筋通络。

【临床应用】 本品既能活血又能补血，且有舒筋活络之功，是脊柱外科常用中药之一。也可用于骨关节损伤后期，肢体肿胀、活动不利及腰膝酸痛、筋骨麻木、风湿痹痛等症。常用量为10～15g。大剂量可用至30g。

（1）用于骨质疏松症之腰背疼痛，配骨碎补、续断、鹿角霜、鹿衔草、山药、白术、牡蛎、熟地、茯苓。

（2）用于强直性脊柱炎，配忍冬藤、络石藤、海风藤、青风藤、豨莶草、伸筋草、五加皮、蜈蚣、炙川乌等。

（3）用于腰椎间盘突出症恢复阶段之下肢麻木、腰膝酸痛，配续断、杜仲、豨莶草、当归、天麻、威灵仙、狗脊等。

（4）用于腰椎管狭窄症，如通督壮腰汤。

（5）用于颈椎病之头晕目眩、颈肩臂痛等症，配天麻、钩藤、丹参、白芍、半夏、茯苓等。

【现代研究】 丰城鸡血藤酊剂给大鼠灌胃，对甲醛性关节炎有显效；给大鼠注射酊剂，有镇静催眠作用；煎剂可促进肾脏及子宫的总磷代谢。昆明鸡血藤煎剂对实验动物已孕及未孕子宫均有兴奋作用，小剂量能增强节律性收缩，较大剂量收缩更显著，振幅明显增大。

二、牛　　膝

【性味归经】 苦、酸、甘、平，入肝、肾经。

【药物功效】活血通络，强筋壮骨，利尿通淋，引血下行。

【临床应用】怀牛膝细长，肉润而柔，走而能补，长于补益肝肾，强壮筋骨。凡损伤而致肝肾不足、腰膝痿弱之症均可用之。川牛膝粗短而微黑，柔而枯，为通络破血下降、宣通关节之品，凡瘀血阻滞、筋脉不利诸症多用之。酒制牛膝通经络，盐制补肝肾，生用散恶血、破瘀、引血下行，故牛膝亦可作为引经药。牛膝配泽兰能利腰膝间死血。常用量为3～10g，量大者可，用到30g。

（1）用于骨痿筋弱，配杜仲、萆薢、防风、菟丝子、肉桂、肉苁蓉，炼蜜为丸（《保命集方》）。

（2）用于跌打而致腰膝疼痛，配杜仲、木瓜、天麻、菟丝子、白芍、续断、当归、苏木。

（3）用于风湿所致腰痛、四肢无力，配山茱萸、肉桂，共为末，温酒送服。

（4）用于跌打损伤、肿痛或骨折瘀肿，配骨碎补、苏木、自然铜、没药、乳香。

【现代研究】本品所含昆虫变态六体激素具有较强的蛋白质合成促进作用。其醇提液对离体蛙心有抑制作用，能直接扩张蛙血管。牛膝有抗炎、镇痛及利尿作用。

三、土 鳖 虫

【处方用名】土鳖虫、地鳖虫、䗪虫、土鳖、土元。

【性味归经】咸、寒，有小毒，归肝经。

【药物功效】破血逐瘀，续筋接骨。

【临床应用】本品破血逐瘀之力较强，多用于急性腰肌损伤。常用量：内服煎汤为5～10g。研末后服每次1～1.5g。

（1）用于骨折筋伤瘀滞肿痛，可配骨碎补、桃仁、红花、乳香、没药、煅自然铜等同用。

（2）用于急性腰扭伤，可单用本品，焙干研末吞服。

（3）用于腰椎间盘突出，可配杜仲、狗脊、骨碎补、续断、桑寄生、红花、桃仁、牛膝等同用。

【现代研究】试管内用美蓝法测得土鳖虫浸膏有抑制白血病患者白细胞的作用。但用瓦泊氏呼吸器则为阴性结果。

四、泽 兰

【处方用名】泽兰、泽兰叶。

【性味归经】 苦、辛、微温，归肝、脾经。

【药物功效】 活血祛瘀，行气消肿。

【临床应用】 本品辛散温通，性较温和，行而不峻，能舒肝气而通经脉，具有祛瘀散结而不伤正气的特点。常用量：内服煎汤 10～15g。

（1）用于跌打损伤，瘀血肿痛，可与当归、川芎、桃仁、红花等配伍。

（2）用于胸胁痛，可与丹参、郁金、柴胡、白蒺藜等合用。

（3）用于腰腿痛，可与杜仲、狗脊、桑寄生、牛膝、木瓜配伍应用。

【现代研究】 泽兰全草制剂有强心作用；泽兰水煎剂 15～20g 给大鼠灌胃，能够对抗血小板聚集，对抗血栓形成；泽兰水提物每千克体重 2g 腹腔注射能扩张微血管管径，加快微血流速度。

五、自　然　铜

【处方用名】 自然铜、煅自然铜。

【性味归经】 辛、平，归肝经。

【药物功效】 散瘀止痛，接骨疗伤。

【临床应用】 本品为伤科要药。常用量：内服煎汤 10～15g，入散剂每次 0.3g。

（1）用于跌仆骨折，瘀血肿痛，可与当归、泽兰、赤芍、土鳖虫等药配伍。

（2）用于扭挫筋伤，瘀肿疼痛，与桃仁、红花、乳香、没药配伍同用。

（3）本品宜醋煅用。可广泛用于跌打损伤、筋伤骨折、瘀血肿痛、心气刺痛等症。

【现代研究】 本品有促进骨折愈合的作用。实验证明：含自然铜的接骨散对家兔桡骨骨折愈合有促进作用，加强其骨折愈合强度，表现为横牵力和旋转牵引力加大，并促进骨痂生长，骨痂量多且较成熟。

第四节　平肝息风类

一、天　麻

【处方用名】 天麻、明天麻、煨天麻。

【性味归经】 甘、平，归肝经。

【药物功效】息风止痉，平肝潜阳，祛风活络，通痹止痛。

【临床应用】本品甘平质润，主入肝经，凡头晕目眩、痉挛抽搐、肢体麻木、手足不遂等一切风证，皆可应用，故有"定风草"之美称。古方中多用治风寒湿痹等证；现各种眩晕均多用之。常用量 3 ~ 10g，研末吞服，每次 1 ~ 1.5g。

（1）用于椎动脉型颈椎病，配半夏、陈皮、茯苓、钩藤、丹参、石菖蒲等。

（2）用于风寒湿痹、四肢拘挛，配秦艽、桑枝、羌活、川芎、蜈蚣。

（3）用于坐骨神经痛，配豨莶草、淮牛膝、蜈蚣、防风、乌梢蛇。

（4）用于腰椎管狭窄症，如通督壮腰汤。

（5）用于落枕，配当归、川芎、羌活、乌药、葛根、白芍、甘草。

【现代研究】天麻有镇静和抗惊厥作用；有镇痛作用；天麻水煎剂和注射液能增加心脑血流量，降低血管阻力及舒张外周血管；有促进胆汁分泌作用。

二、牡　蛎

【处方用名】牡蛎、生牡蛎、煅牡蛎。

【性味归经】咸、涩、微寒，归肝、胆、肾经。

【药物功效】补阴潜阳，收敛固涩，软坚散结，镇惊安神。

【临床应用】本品性寒质重，能清热镇惊；味咸涩，有软坚散结收敛之功。用于骨折和创面迟缓愈合及各种创伤后期，身体软弱无力、多汗、盗汗者。笔者常用于治疗骨质疏松症。常用量为 15 ~ 30g，先煎，收涩宜煅用，其他均生用。

（1）用于跌打损伤疼痛，如牡顺散。

（2）用于骨质疏松症之腰背疼痛，配熟地、骨碎补、续断、鸡血藤、鹿衔草、补骨脂、三七。

（3）用于损伤后心悸不安、胆怯惊恐、烦躁失眠等属于肝阴不足者，配夜交藤、龙骨、远志、炒枣仁、白芍、当归等。

【现代研究】牡蛎石含 80% ~ 95% 的碳酸钙、磷酸钙及硫酸钙，并含镁、铝、硅、氧化铁及有机成分蚝壳精等。所含碳酸钙具有收敛、制酸、止痛等作用。牡蛎有调节整个大脑皮质的作用。

三、蜈　蚣

【处方用名】蜈蚣。

【性味归经】辛、咸、温，有毒，归肝经。

【药物功效】息风止痉，解毒散结，通络止痛。

【临床应用】本品性善走窜，为息风止痉要药。刘老多用于脊柱疾病诸痛证，以增强止痛之效。常用量为 1~3g，研末吞服 0.6~1g。外用适量，研末或油浸涂敷患处。本品用量不宜过多，用时不宜过长。血虚发痉及孕妇忌用。

（1）用于腰椎管狭窄症，如通督壮腰汤。

（2）用于致密性骶髂关节炎，配当归、川芎、茯苓、苏木、天麻、没药、忍冬藤、海风藤、豨莶草。

（3）用于强直性脊柱炎，配忍冬藤、鸡血藤、络石藤、青风藤、海风藤、豨莶草、伸筋草、杜仲、狗脊等。

（4）用于顽固性风湿痹痛，配全蝎、穿山甲、当归、鸡血藤。

【现代研究】蜈蚣有镇静、抗惊厥及降低血压的作用；能抑制结核杆菌和皮肤真菌，对肝癌细胞有抑制作用。

第五节　补　益　类

一、熟　地　黄

【处方用名】熟地黄、大熟地、熟地、熟地炭。

【性味归经】甘、微温，归心、肝、肾经。

【药物功效】养血滋阴，补精益髓。

【临床应用】本品甘温味厚，质地柔润，既补精血，又益肝肾，为骨伤科常用的补益肝肾之药，补阴诸方中均以本品为主药。常用量为 10~30g。宜与健脾胃药如砂仁、陈皮等同用。

（1）用于骨质疏松症，配骨碎补、续断、鸡血藤、牡蛎、陈皮等。

（2）用于坐骨神经痛，配桂枝、没药、牛膝、白术、郁金、地骨皮、生姜、甘草、生茶叶、茄子花、公鸡 1 只。将上药用纱布包好和公鸡一起入沙锅中，加水淹没为度，用火煮熟，食肉喝汤。

（3）用于损伤后气虚血滞证，配党参、香附。

（4）用于骨质增生，配肉苁蓉、骨碎补、鹿衔草、鸡血藤、淫羊藿、莱菔子（骨质增生丸，笔者经验方）。

【现代研究】熟地含地黄素、甘露醇、维生素 A 类物质，有强心、利尿、降低血糖、抗过敏及抗炎作用。

二、狗　　脊

【处方用名】狗脊、金毛狗脊、生狗脊、制狗脊。

【性味归经】苦、甘、温，归肝、肾经。

【药物功效】补肝肾，强腰膝，祛风湿，利关节，镇疼痛。

【临床应用】本品苦能燥湿，甘能养血，温能益气，有温而不燥，补而能走，走而不泄的特点。对肝肾不足兼风寒湿邪之腰脊强痛、不能俯仰、足膝软弱最为适宜，为治疗脊柱疾病常用药物。本品补肾之功不及续断，祛风湿作用则较续断为优。近代临床多以本品与补肝肾、祛风湿、通血脉药同用，治疗脊椎骨关节炎、脊髓病、压缩性骨折后遗症等。常用量为 10～15g。

（1）用于腰椎损伤后遗症，腰不能伸，配骨碎补、龙骨、续断、牛膝、没药、乳香、白术。

（2）用于坐骨神经痛，配牛膝、木瓜、杜仲、薏苡仁、炙川乌，泡酒内服。

（3）用于腰膝软弱胀痛、时轻时重，配秦艽、海桐皮、川芎、木瓜、萆薢、五加皮，泡酒服。

（4）用于强直性脊柱炎腰背僵硬、屈伸不利，配续断、杜仲、牛膝、海风藤、桑枝、木瓜、秦艽、熟地、桂枝、当归。

【现代研究】狗脊含绵马酸及淀粉约 30%，甲醇提取物水解产生山奈醇。有强筋骨、抗风湿作用。

三、续　　断

【处方用名】续断、川续断。

【性味归经】苦、甘、辛、微温，归肝、肾经。

【药物功效】补肝肾，行血脉，续筋骨，活血止痛。

【临床应用】本品具有补而不宣、行而不泄的特点，为骨伤科常用药物。用治腰腿脚弱，有补而不滞、行中有止之效；用治软组织损伤的早、晚期关节疼痛，软弱无力，有通利关节、接骨续筋之效，又可通行血瘀。常用量为 10～20g。

（1）用于一切筋骨关节酸软疼痛，配丹参、千年健、伸筋草、海桐皮、五加皮等。

（2）用于腰膝酸痛无力，配牛膝、补骨脂、杜仲、木瓜、萆薢，为蜜丸（《扶春精方》）。

（3）用于肥大性脊柱炎，配熟地、鹿衔草、骨碎补、威灵仙、鸡血藤等。

【现代研究】续断含续断碱、挥发油、维生素 E 等，对痈疡有排脓、止血、镇痛、促进组织再生的作用。

四、杜　　仲

【处方用名】杜仲、厚杜仲、绵杜仲、炒杜仲、焦杜仲。

【性味归经】甘、温，归肝、肾经。

【药物功效】补肝肾，强筋骨，固胎元。

【临床应用】肝主筋，肾主骨，肾充则骨强，肝充则筋健。脊柱乃筋骨聚集之处，筋骨病变繁多，因而本品乃治疗各种脊柱病变的要药。《神农本草经》："主腰脊痛，补中益精气，坚筋骨，强志。"另外，凡腰腿部创伤、骨折后期筋骨无力及损伤后遗症均可用之。炒用治疗损伤性胎动不安或习惯性流产。常用量为 10~15g。

（1）用于颈椎病之头目眩晕等症，配白芍、石决明、天麻、钩藤、半夏、茯苓等。

（2）用于外伤劳损腰腿痛及跌打损伤、瘀阻作痛，配当归、赤芍、乌药、元胡、丹皮、桃仁、续断、红花，水煎服（《伤科补要》）。

（3）用于腰椎管狭窄症、腰椎间盘突出症等。如通督壮腰汤中用杜仲。

（4）用于关节韧带软弱无力，配儿茶、五加皮、续断、松节、海桐皮、萆薢等外敷。

【现代研究】杜仲有降低血压，扩张血管，降低血清胆固醇的作用，其煎剂对家兔离体心脏有明显加强作用；有镇静、镇痛及抗炎作用；有利尿作用；能提高网状内皮系统的吞噬作用；能使收缩状态的子宫恢复正常。

五、骨　碎　补

【处方用名】骨碎补、猴姜、毛姜、申姜。

【性味归经】苦、温，归肝、肾经。

【药物功效】补肾强筋续骨，祛风活血止痛。

【临床应用】本品苦温性降，既能补肾，又能收浮阳，还能活血。常用于各类骨折、筋伤、骨质增生、肾虚腰痛等症，为治疗脊柱疾病之要药，骨伤科常用药之一。常用量为 10～20g。阴虚内热及无瘀血者不宜服。

（1）用于肾虚腰脚疼痛不止，配补骨脂、牛膝、胡桃仁等（《太平圣惠方》）。

（2）用于颈椎病、腰椎病、跟骨骨刺等，配熟地、肉苁蓉、鹿衔草、鸡血藤、淫羊藿、莱菔子，即骨质增生丸。

（3）用于骨质疏松症之腰背酸痛，配熟地、牡蛎、续断、鹿衔草、山药等。

（4）用于腰椎管狭窄症，如通督壮腰汤。

（5）用于肌肉韧带伤及闭合骨折，配大黄、续断、当归、乳香、没药、土鳖虫、血竭、硼砂、自然铜，研末外敷，即接骨散。

【现代研究】 骨碎补含橙皮苷、淀粉及葡萄糖，在试管内能抑制葡萄球菌生长。

六、山 茱 萸

【处方用名】 山茱萸、山萸肉、枣皮、酒制山萸肉、酒枣皮。

【性味归经】 酸、微温，归肝、肾经。

【药物功效】 补益肝肾，强筋壮骨，涩精固脱。

【临床应用】 本品质润不燥，补涩俱备，标本兼顾，为平补肝肾阴阳之要药。常用量为 10～20g。

（1）用于肝肾亏虚，头晕目眩，腰膝酸痛，阳痿等证。

（2）用于坐骨神经痛，配乳香、没药、牛膝、当归、丹参。

（3）用于损伤所致肾气不足，腰膝酸痛，足跟痛，梦遗滑精，自汗盗汗，配熟地、山药、丹皮、茯苓、泽泻、黄柏、知母，如知柏地黄汤，或加锁阳、龟板、牛膝，疗效益著。

（4）用于寒性腰痛，配淮牛膝、桂心，捣为细末，每于食前温酒调服（《太平圣惠方》）。

【现代研究】 本品有升血压、降血糖和抗凝血作用；煎剂对痢疾杆菌、金黄色葡萄球菌、伤寒杆菌、某些皮肤真菌有抑制作用；对因化疗及放疗所致的白细胞下降，有使其升高的作用。

附录二　常用方剂

1. 骨质增生丸

【处方】熟地黄 300g，淫洋藿 200g，鹿衔草 200g，骨碎补 200g，肉苁蓉 200g，鸡血藤 200g，莱菔子 100g。制成浓缩丸（每丸 2.5g）。

【功能】补益肝肾，强筋健骨，活血止痛。

【主治】肥大性脊柱病、颈椎病、足跟痛、增生性骨关节病、大骨节病等。

【用法】每次服 2 丸，每日 3 次。

【禁忌】孕妇忌服。

【方解】方中以熟地黄为君，取其补肾中之阴（填充物质基础），臣药淫羊藿兴肾中之阳（生化功能动力）以及肉苁蓉的入肾充髓，骨碎补、鹿衔草的补骨镇痛；再加入佐药鸡血藤配合骨碎补等诸药，在补益肝肾、益精填髓的基础上，进一步通畅经络，行气活血，不仅能增强健骨舒筋的作用，而且可收到"通则不痛"的功效；使以莱菔子之健胃消食理气，以防补而滋腻之弊。

【药理作用】动物实验结果表明：①该复方及单味药熟地和肉苁蓉具有抑制炎性肉芽囊的增生和渗出作用；②有一定的镇痛效应；③其抑制增生的作用，可能是由于刺激垂体-肾上腺皮质系统释放肾上腺糖皮质激素的结果。

【应用情况】从 20 世纪 60 年代开始应用于临床至 70 年代末治疗各类骨质增生病 34 571 例（其中包括 131 例地方性大骨节病患者），收到较满意的效果。系统观察的 1181 例患者，总有效率 94.3%，可以证明该药的临床疗效是很高的，并且深受广大患者的欢迎。

2. 壮骨伸筋胶囊

【处方】熟地黄 100g，淫洋藿 83g，鹿衔草 83g，骨碎补（炙）66g，肉苁蓉 66g，鸡血藤 66g，赤人参 66g，元胡（醋炙）100g，茯苓 33g，葛根 33g，威灵仙 33g，狗骨 33g，稀莶草 33g，姜黄 33g，桂枝 33g，山楂 33g，洋金花 6.6g。制成 1000 粒（每粒装 0.3g）。

【功能】补益肝肾，强筋健骨，活血化瘀，通络止痛。

【主治】 颈椎病、腰椎间盘突出、腰椎管狭窄症、骨质疏松，以及增生性（退行性）骨关节病等。

【用法】 每次 6 粒，每日 3 次，口服。

【禁忌】 孕妇及青光眼者忌服。

【方解】 本方选用熟地黄以滋肾阴、淫羊藿以兴肾阳为方中之君药。合臣药肉苁蓉之入肾充髓，骨碎补、鹿衔草、延胡索的补骨镇痛，再加入鸡血藤配合骨碎补等诸药，在补肾益精、滋肝舒筋的基础上，进一步通畅经络，行气活血。如此，君臣药力集中，不仅可补肾生髓，髓充则骨健，而且可养血滋肝，肝舒则筋展，于是改善由肝肾虚损所导致的筋骨退行性变而致的颈臂痛以及腰腿痛等证。佐以威灵仙、豨莶草、狗骨、葛根、姜黄、桂枝等舒筋络、止痹痛之品，通十二经以利关节也。使人参、白茯苓之补气健脾，安神益智，目的有二：一可扶正，二可和调气血，因"气运乎血，血本随气以周流"（《杂病源流犀烛·跌仆闪挫源流》），虽所谓"痛无补法"，但与行散药相结合，可提高患者的抗病能力，促进医病的功效。方中洋金花少量，与诸药偕行，其解痉、止痛之力尤著。更用生山楂之健胃消食理气，以防补而滋腻之弊，这是本方的特点所在。故本方药对颈肩臂痛、腰膝酸软疼痛不仅有良效，而且无不良反应，是一安全可靠，符合中医药理论的中药新药配方。

【药理作用】 经动物实验证实，本品具有明显的镇痛消炎和抑制肿胀、活血化瘀的作用。

【应用情况】 本方药临床应用已 20 多年，疗效可靠，无任何不良反应。经系统观察的 420 例神经根型颈椎病之颈肩臂痛、手麻痛等总显效率为 65.3%，总有效率为 95.3%。

3. 健骨宝胶囊

【处方】 淫羊藿 550g，熟地黄 370g，鹿角霜 277.5g，骨碎补 277.5g，肉苁蓉 277.5g，龟板 277.5g，生黄芪 277.5g，生牡蛎 277.5g，鹿衔草 222g，鸡血藤 222g，全当归 222g，川杜仲 222g，汉三七 222g，广陈皮 222g，淮山药 222g，鹿角胶（烊化）222g，莱菔子 111g。制成 1000 粒（装胶囊，每粒 0.5g）。

【功能】 补肾健骨，益血舒筋，通络止痛。

【主治】 骨质疏松、骨质增生、骨无菌性坏死等。

【用法】 每次服 6～8 粒，每日 3 次。

【禁忌】 孕妇慎服。

【方解】 方中淫羊藿入肝肾经，补命门、兴肾阳、益精气，以"坚筋骨"

也，主腰膝酸软无力，肢麻、痹痛，为君药；合臣药肉苁蓉、鹿角霜、鹿角胶之入肾充髓、补精，养血益阳，与君药相配伍，其强筋健骨之力益著；佐熟地黄、龟板之滋阴益肾健骨，骨碎补、鹿衔草以入肾补骨镇痛，归芪之补血、牡蛎、杜仲益气敛精，盖有形之血赖无形之气而生，故久病或年老体衰，气血不足，精少、力疲，骨痿筋弱者，由此将会获得很大裨益；加入鸡血藤、三七之活血补血，通经活络住痛，以收"通则不痛"之功。淮山药、陈皮、莱菔子理气健脾和胃，且可拮抗本方滋补药腻膈之弊，皆为佐使药。以上诸药相伍有补命门、壮肾阳、滋阴血、填精髓、通经络、坚筋骨之功效。

【药理作用】动物实验结果表明：健骨宝胶囊药，能够明显减轻肾虚模型动物性器官和肾上腺重量减轻程度，并有增加动物的自主活动，抑制体重下降的作用。

【应用情况】本方药临床应用三十多年，疗效可靠，无任何不良反应。

4. 颈痛胶丸

【处方】天麻 100g，钩藤 100g，葛根 100g，血竭 100g，儿茶 25g，当归 100g，乳香（炙）100g，没药（炙）100g，自然铜（煅）25g，川芎 50g，白芷 50g，半夏（制）50g，茯苓 50g，桂枝 50g，姜黄 5g，砂仁 50g，陈皮 50g。制粉末（装胶囊，每粒 0.3g）。

【功能】活血化瘀，平肝息风，清眩镇痛。

【主治】颈僵痛、肩臂痛、手足麻木，以及头痛、眩晕、恶心呕吐、耳鸣等症。

【用法】每次服 6~8 粒，每日 3 次。

【禁忌】孕妇及妇女月经期忌服。

【方解】方中以血竭之活血化瘀，散滞血诸痛为君药；配乳、没、自然铜之通十二经、散结气、通滞血、伸筋镇痛为臣药；天麻、钩藤、葛根、姜黄、桂枝、白芷平肝息风、解痉、清眩晕、止头痛、除项强、止耳鸣。归、芎与君臣诸药同用，不仅能补血活血，而且可行气开郁、止肢体麻痛，皆为佐药；使以陈、夏、苓、砂并儿茶之化痰生津，理脾和胃，固护中州。诸药君臣佐使相伍，共奏活血化瘀、解痉镇痛、清眩晕、止头痛、镇呃逆、降项强、解肢痛之功效。

【应用情况】本方药临床应用近 30 年，疗效可靠，无任何不良反应。

5. 舒筋片

【处方】马钱子（炙）80g，川乌（炙）60g，穿山龙 60g，麻黄 50g，桂枝

50g，独活 50g，千年健 50g，地枫 50g，当归 50g，姜黄 50g，豨莶草 50g，络石藤 50g，苍术 50g，威灵仙 50g，延胡索（醋制）50g，蜈蚣 30 条。制成片剂，0.3g/片。

【功能】 舒筋活络，祛风散结，解痉止痛。

【主治】 治筋络（软组织）伤痛，风寒湿邪侵注，关节挛痛，以及神经痛等证。

【用法】 每次服 6~8 片，每日 2~3 次。

【禁忌】 儿童须遵医嘱，孕妇忌服。

【方解】 马钱子又名番木鳖，入肝、脾经，以其有"开通经络，透达关节之力"且能消肿散结，化瘀定痛，为方中之君药，合臣药川乌、穿山龙、麻黄、桂枝、独活、延胡索、蜈蚣以宣痹解痉住痛；配千年健、地枫、豨莶草、络石藤、威灵仙、苍术之祛风湿，通经络，除肢痛为佐药；当归虽为之使，以其有补血、活血、养血之力，与上述诸药相伍，其功甚著。故本方具有通经利节，祛风除湿，温经化瘀，宣痹止痛之功效。

【应用情况】 本方药应用于临床近 40 年，对风湿骨痛，腰肢神经痛均有良好的治疗效果。

6. 活血丸

【处方】 血竭 100g，红花 100g，土鳖虫 100g，三七 100g，骨碎补 100g，续断 75g，苏木 75g，五灵脂 50g，蒲黄 50g，地龙 50g，赤芍 50g，大黄 50g，当归 50g，木香 50g，乳香（制）50g，没药（制）50g，马钱子（炙）25g，琥珀 25g，朱砂 15g，冰片 5g，麝香 3g，制成片剂，0.3g/片。

【功能】 活血化瘀，消肿止痛。

【主治】 治跌打损伤，初、中期瘀血肿胀，筋骨疼痛等证。

【用法】 每次 6~8 片，每日 3 次。

【禁忌】 儿童须遵医嘱，孕妇忌服。

【方解】 方中血竭入心、肝经，专入血分，"散血滞诸痛"（《本草纲目》），红花亦入心、肝经，善"活血润燥，止痛散肿，通经"（《本草纲目》）为君药；合土鳖虫、三七、苏木、五灵脂、蒲黄、赤芍以及乳香、没药等主血病，而且兼入气分，其辅君药活血化瘀，通经止痛之力益著，为臣药；骨碎补、续断、当归、地龙补肝肾，益气血，利关节，是为佐药；木香理气和中，大黄气味重浊，直降下行，走而不守，血瘀能化，血滞能散，血痛可止，合马钱子之开通经络，透达关节，琥珀、朱砂以安神益智，冰麝之通关开窍，活血散结，皆为使药。于是君臣佐使相互配伍，共奏活血化瘀，消肿止痛，舒筋展痹之功效。

【应用情况】 本方药临床应用 50 年，疗效可靠，消肿止痛迅速，无不良反应。

7. 接骨丹

【处方】 血竭 75g，黄瓜籽（炒）50g，三七 50g，红花 50g，土鳖虫 50g，自然铜（煅）50g，方海 50g，龙骨 50g，骨碎补 50g，续断 50g，补骨脂 50g，陈皮 50g，硼砂 25g，白芨 25g，儿茶 25g，乳香 25g，没药 25g，琥珀 25g，朱砂 10g，冰片 5g，麝香 5g。按法炮制，研粉末，水泛小丸绿豆大，或制成片剂。

【功能】 破瘀生新，接骨续筋。

【主治】 骨折筋伤。

【用法】 每次服 5~7.5g，每日 3 次。

【禁忌】 少儿须遵医嘱，孕妇忌服。

【方解】 方中血竭入心、肝经，专入血分，"散血滞诸痛"，黄瓜籽主骨折筋伤，为君药；合三七、红花、土鳖虫、自然铜、方海（螃蟹）以活血化瘀，疗筋伤骨折，为臣药；骨碎补、续断、补骨脂、龙骨入肝、肾经，以补骨续筋，与君臣药相伍，其接骨续筋之力益著，是为佐药；硼砂、儿茶、白芨化瘀生津止内出血有良效，益以乳没之通十二经分行气血而主痛，琥珀、朱砂以安神，冰麝之通关开窍皆为使药。于是君臣佐使诸药相伍，共奏接骨续筋之效。

【应用情况】 本方药应用近 50 年，骨折愈合快，疗程短，优于同类接骨药。

8. 风湿骨痛胶丸

【处方】 榛蘑 1500g，马钱子（制）100g，狗骨 100g，乌梢蛇 50g，蜈蚣 30 条，麻黄 30g，桂枝 30g，地枫 30g，千年健 30g，乳香（炙）30g，没药（炙）30g，羌活 30g，独活 30g，防风 30g，牛膝 30g，木瓜 20g，杜仲 20g，萆薢 30g，甘草 15g。制成蜜丸，9g/丸。

【功能】 通经络，驱风湿，散寒痹，止疼痛。

【主治】 风湿、类风湿性关节炎，神经痛等症。

【用法】 每次服 1 丸，每日 2~3 次。

【禁忌】 儿童须遵医嘱，孕妇忌服。

【方解】 方中榛蘑、马钱子为君药，取其"开通经络，透达关节"，祛风化痰，强健筋骨之功；合狗骨、乌梢蛇、蜈蚣以及麻桂、二活、地枫、千年健、防风、萆薢祛风湿、逐寒邪、温经络、强筋骨、止痹痛，为臣药；用乳、没以通十二经解痉镇痛，杜仲、牛膝、木瓜、桂枝等引经药偕诸药直达病所也，是为佐药；使甘草以调和诸药，共奏奇功。

【应用情况】 本方药于 20 世纪 70 年代应用于临床，对大量风湿、类风湿关节炎疗效较满意；对部分神经痛患者亦有良效。

9. 伤湿止痛丸

【处方】 薏苡仁 1000g，苍术 500g，防己 500g，土茯苓 500g，鸡血藤 350g，红花 350g，桃仁 250g，豨莶草 250g，泽泻 250g，山慈菇 250g，黄柏 250g，生石膏 250g，茜草 250g。研面，水泛小丸绿豆大，青黛为衣。

【功能】 清热利湿，通经散结，化瘀止痛。

【主治】 静脉炎、滑膜炎、类风湿性关节炎初期、风湿热以及结节性红斑等症。

【用法】 每次服 5 ~ 7.5g，每日服 3 次。

【禁忌】 儿童须遵医嘱，孕妇忌服。

【方解】 方中以薏苡仁之渗湿、健脾、除痹，"解筋急拘挛，不可伸屈"，为君药；苍术、防己、土茯苓、泽泻为臣药，化湿、通络、除痹之力益著；鸡血藤、桃仁、茜草、豨莶草养血、补血、活血化瘀、通经络，祛风湿，进一步化解经络阻遏之虞，为佐药；山慈菇能行肢体脉络，消坚散结，合石膏、黄柏以凉血化斑，此其妙用之处，为使药。上述诸药相互配伍，共奏活血化瘀，渗湿通络，散结止痛之效。

【应用情况】 本方药临床应用三十余年，对滑膜炎、静脉炎、风湿热等效果甚佳，类风湿关节炎早期有热者亦有良效。

10. 消肿膏

【处方】 五灵脂 500g，穿山甲（炮）150g，红花 100g，山栀子 100g，乳香 100g，没药 100g，大黄 100g，桃仁 100g，合欢皮 100g。研面，炼蜂蜜调膏外用。

【功能】 活血化瘀，消肿止痛，舒筋散结。

【主治】 跌打损伤，红肿热痛等症。

【用法】 调成 50% 软膏，涂布贴患处，24 小时更换。

【方解】 方中五灵脂行血散瘀止痛为君药，伍臣药穿山甲（炮）、桃仁、红花以增强活血化瘀、消肿止痛之力；佐乳、没以通经镇痛；使大黄、山栀子、合欢皮，清热凉血解毒化瘀。上述诸药相伍，共奏活血化瘀，消肿止痛，舒筋散结之功效。

【应用情况】本方药应用于临床已 40 余年，对跌打损伤，瘀血肿痛，青紫瘀斑难消，涂于损伤局部，消肿止痛迅速，疗效满意。

11. 熏洗 I 号

【处方】透骨草 150g，威灵仙 150g，急性子 100g，川椒 100g，海桐皮 100g，红花 100g，伸筋草 50g，骨碎补 50g，羌活 50g，独活 50g，防风 50g，生川乌 50g，生草乌 50g，木鳖子（去壳）25g，荆芥 25g，艾叶 25g，白芷 25g，细辛 25g，洋金花 25g，大青盐 25g。制成粗末装袋（每袋 100g）。

【功能】祛风散寒，舒筋壮骨，宣痹止痛。

【主治】陈伤瘀肿难消，风寒湿痹，关节挛痛等症。

【用法】将药袋放水盆内浸泡 1 小时后加热熬开后用于患处，先熏后洗，再用药袋熨烱患处。每次持续 1 小时以上，每日 2～3 次。每袋可用 2 日。

【禁忌】熏洗时避风冷。有破皮伤者勿用，此药不宜口服。

【方解】方中透骨草为祛风湿止痹痛之要药，威灵仙活血通经，疗骨关节疼痛，麻木不仁，风湿骨痛，为君药；合急性子、木鳖子以通经软坚，川椒、细辛、二乌、二活、防风、荆芥、艾叶温经散寒，通血脉、除痹痛、行肢节，为臣药；海桐皮、伸筋草、白芷、洋金花祛风邪、通经络、止疼痛，为佐药；使大青盐入血分，且能软坚祛瘀，并有渗透肌肤之功，骨碎补、红花善活血化瘀，与诸药相伍，通畅经络，使寒湿之邪得除，瘀遏之经络得解，拘挛之筋脉得疏，何患而不除也。

12. 熏洗 II 号

【处方】透骨草 250g，威灵仙 250g，急性子 250g，乌梅 250g，生山楂 500g，伸筋草 150g，防风 100g，三棱 100g，骨碎补 100g，红花 100g，莪术 100g，白芷 100g，白芥子 50g，皂角 50g，麻黄 75g，马钱子（制）75g。制成粗末装袋（每袋 100g）。

【功能】化瘀散结，舒筋展痹。

【主治】骨刺作痛，关节挛痛，组织硬化，腱鞘炎等症。

【用法】将药袋放水盆内浸泡 1 小时，然后加热熬开，于患处先熏后洗，再用药袋熨烱患处，每次持续 1 小时以上，每日 2～3 次。每袋可用 2 日。

【禁忌】熏洗时避风冷，皮肉破损者勿用，此药不宜口服。

【方解】方中透骨草为祛风湿止痹痛之要药，威灵仙活血通经，疗骨关节疼痛，麻木不仁，风湿骨痛，为君药；合急性子、生山楂、乌梅、三棱、莪术之活血化瘀、软坚散结，为臣药；伸筋草、麻黄、防风、白芷祛风湿、通经络、止疼痛，为佐药；骨碎补、红花活血通经，皂角、白芥子祛痰消癥，利气散结，益以马钱子之开通经络，透达肢节，为使药。上述诸药相互配伍，共奏活血化瘀，消癥散结，舒筋展痹之功效。

【应用情况】本方药临床应用30余年，疗效满意，无不良反应，安全可靠。

13. 壮骨伸筋丹

【处方】熟地75g，狗脊50g，杜仲50g，骨碎补50g，鹿衔草50g，地龙50g，桑寄生50g，独活25g，羌活25g，制乳香25g，制没药25g，无名异25g，麻黄20g，桂枝20g，红花20g，土鳖虫20g，炙马钱子20g，煅自然铜20g，牛膝20g，香附20g。共为细末，炼蜜为丸，10g/丸。

【功能】补肾壮腰，活血通经，舒筋健骨。

【主治】腰椎间盘突出症、腰扭伤等。

【用法】每次1丸，日3次，白开水送下。

【禁忌】孕妇忌服。

14. 通督活络丸

【处方】鹿角霜50g，鹿衔草50g，狗脊50g，杜仲50g，当归50g，黄芪50g，牛膝50g，丹参50g，地龙50g，五加皮30g，骨碎补30g，三七30g，乌药30g，天麻25g，乌蛇25g，泽泻25g，元胡25g，没药25g，红花25g。共为细末，炼蜜为丸，10g/丸。

【功能】通督活络，壮腰健肾。

【主治】腰椎管狭窄症、慢性腰部老损等症。

【用法】每次1丸，日3次，白开水送下。

【禁忌】孕妇忌服。

15. 土龙散

【处方】地龙50g，白花蛇50g，土鳖虫25g，僵蚕25g，豨莶草25g，鸡血藤25g，蜈蚣15条，曼陀罗花10g，共为极细末。

【功能】祛风散寒，温经止痛。

【主治】类风湿关节炎、风湿症、神经痛等症。

【用法】每次服2.5g，日服2~3次。

16. 骨结核散

【处方】蜈蚣 40 条，土鳖虫 50g，全蝎 50g，守宫 50 条，百部 30g，川贝母 30g，甲珠 30g，乳香 30g，没药 30g，骨碎补 30g，露蜂房（炒黑）30g，三七 10g。共为极细末。

【功能】解毒消肿，抗痨。

【主治】骨关节结核，可长期服用至病愈。

【用法】成人服 5g，日服 2 次，或用黄芪 50g 煎汤冲服。

17. 骨结核膏

【处方】露蜂房（炒黑）300g，紫荆皮（炒）200g，重楼 200g，香附 200g，文术 200g，三棱 200g，南星 150g，山慈菇 150g，黄药子 150g，百部 150g。共为细末。

【功能】解毒消肿，散结软坚。

【主治】骨关节结核，滑膜结核等。

【用法】炼蜜调膏敷患处，日换 1 次。

18. 骨痨丸

【处方】熟地 250g，土鳖虫 150g，鳖甲 150g，山慈菇 150g，当归 50g，陈皮 30g，白芥子 50g，肉桂 50g，麻黄 50g，炮姜 50g，附子 50g，守宫 10 条，甘草 30g，鹿角胶（烊化）200g，共为细末，炼蜜为丸，10g/丸。

【功能】温阳散寒，化瘀软坚。

【主治】骨关节结核初中期。

【用法】每次服 1~2 丸，日服 2~3 次。

19. 骨结核丸

【处方】百部 100g，熟地 100g，当归 75g，鹿角胶（烊化）75g，人参 30g，白术 30g，甘草 30g，肉桂 30g，生龙骨 50g，丹参 50g，麦芽 50g，守宫 50 条，陈皮 30g。共为细末，炼蜜为丸，10g/丸。

【功能】益肾抗痨，化瘀散结。

【主治】骨关节结核。

【用法】每次服 1~2 丸，日服 2~3 次。

20. 化瘀止痛膏

【处方】香油 1000g，黄丹 200g，血竭（研）50g，五灵脂（研）50 g，乳香（炙研）30g，没药（炙研）30g，紫荆皮 100g，独活 50g，赤芍 50g，南星 50g，白芷 50g，石菖蒲 50g，川乌 50g，草乌 50g，香附 50g，红花 50g，土木鳖（去壳）50g，合欢皮 50g，大黄 50g。

【功能】活血化瘀，消肿止痛。

【主治】跌打损伤，骨折筋伤等症。

【用法】先将紫荆皮等 13 味草药侵入香油内泡 3 日，慢火熬起青烟，将渣滤清，再将油熬开，徐徐放入黄丹等细药，熬至滴水成珠，离火放冷出火毒后可用。临用时摊白布上贴患处。

21. 千锤膏

【处方】松香 300g，杏仁（去皮）10 个，土鳖虫（去壳）10 个，黄丹 10g，血竭（研）10g，制乳香（研）10g，制没药（研）10g，铜绿（研）10g，冰片（研）3g，轻粉（研）3g，蓖麻仁（去壳）50g。

【功能】活血化瘀，消肿止痛，解毒散结，生肌收口。

【主治】疔疮、瘰疬、无名肿毒等证。

【用法】先将土木鳖、杏仁捣碎，再同蓖麻仁同捣如泥，边捣边加入松香细粉，逐渐加黄丹、血竭等细粉，捣千锤如膏。将膏制成小块，涂上滑石粉。用时捏一小块滩白布上贴患处。

22. 红油膏

【处方】香油 1000g，白醋 100g，当归 100g，生地 100g，忍冬藤 75g，甘草 60g，白芷 30g，紫草 30g，制乳香（研）30g，制没药（研）30g，儿茶（研）30g，大黄 30g，血竭（研）30g，轻粉（研）10g，冰片（研）5g。

【功能】活血化瘀，祛腐生肌，解毒止痛。

【主治】汤烫火伤，皮肉烂痛，以及诸般溃疡，久不收口等症。

【用法】先用 500g 油将紫草单味浸泡 1 日。另 500g 油将当归、生地、忍冬藤、甘草、白芷、大黄等浸泡 1 日后，先用油熬紫草 1 味，至优呈紫红色，草枯再过滤干净，后将另 500g 油与浸泡的草药一起熬药枯为止，然后加药粉，搅匀，入白醋再搅。稍凉加入冰片细粉搅匀，待凉成膏可用。